Comment bien vivre avec son corps

À ma fille Julie, qui m'a établi une précieuse liste de « tracas corporels ».
À mon fils Victor, le roi du « pourquoi ? comment ? à ton avis ? »
qui m'a inspiré les « en coulisses » de ce livre.
À ma mère, qui m'a appris mon travail.

Illustrations : Catherine Meurisse

22, rue Huyghens – 75014 Paris – www.albin-michel.fr
Loi 49-956 du 16 juillet 1949 sur les publications destinées à la jeunesse
ISBN : 2 226 14090 5

Marie Bertherat

Comment bien vivre avec son corps

Albin Michel Jeunesse

Sommaire

Préface

Sais-tu que ton corps est vraiment formidable ? Qu'il peut être fort, beau, et même génial ?
Pour t'aider à le découvrir et à l'apprécier, même quand il te surprend, te gêne ou t'encombre, ce livre t'explique comment ça marche, les *coulisses du corps*, en quelque sorte. Parfois tu seras surpris(e) : tu t'apercevras que ton corps n'est pas toujours fait comme tu le crois.
Il propose aussi des jeux et des petites expériences que tu peux faire facilement pour te sentir bien. Tu y trouveras également des mouvements pour te soulager quand tu as un peu mal quelque part. Mais si tu as vraiment mal, parles-en à tes parents ou à des adultes en qui tu as confiance.
Un livre plein de conseils futés pour bien vivre avec son corps, car, quand on est bien dans sa peau, on est mieux dans sa tête !

Je ne sais pas rester assis(e)

Pas facile de rester immobile derrière un bureau et pourtant, à l'école, c'est obligatoire !

Imaginons une classe où tous les élèves se lèveraient de leur chaise pendant le cours ! Quelle pagaille ! Alors, pour supporter l'épreuve, il faut essayer de s'asseoir le plus confortablement possible.
Lorsqu'on est sur une chaise, la meilleure position consiste à poser les deux fesses dessus (et pas juste un coin de fesse), puis à placer les deux pieds à plat par terre. Si les pieds ne touchent pas le sol, on peut glisser un dictionnaire dessous. Il faut essayer de ne pas se tordre, le dos est mieux au-dessus des fesses qu'à côté ! On doit penser aussi, de temps en temps, à descendre les épaules. En effet, il se peut qu'elles se crispent. Or c'est très fatigant de garder les épaules accrochées aux oreilles !

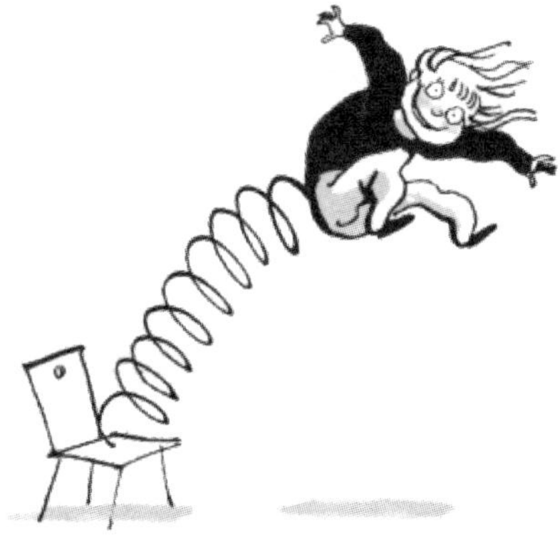

À toi de jouer !

Assis(e) sur ta chaise, transforme-toi en banane ou en croissant ! Rentre d'abord ton menton dans ton cou, puis arrondis tes épaules, ensuite le milieu et le bas de ton dos. À la fin, essaie de creuser ton ventre et de faire remonter ton bas-ventre vers ton nombril. Après, déplie-toi doucement, descends les épaules et allonge la nuque en poussant le sommet de ta tête vers le plafond.

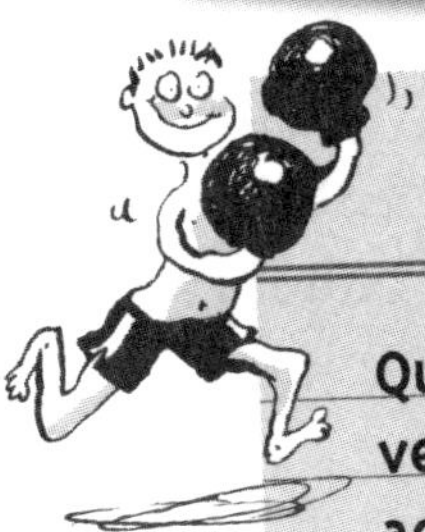

À toi de jouer ! (suite)

Quand tu t'assieds par terre, change souvent de position : tantôt à genoux, tantôt accroupi(e), tantôt les fesses au sol et les jambes pliées avec les pieds par terre ou les jambes allongées devant toi.

La position en tailleur est confortable, mais elle n'est pas bonne pour ton dos. Elle comprime et tasse les muscles qui sont juste au-dessus de tes fesses. Essaie de l'éviter.

SUR LE BOUT DE LA LANGUE

« Immobile ; assis sans rien faire, le printemps vient, l'herbe pousse. » Sagesse chinoise

J'ai besoin de me défouler

C'est normal et respectable d'avoir besoin de remuer.

Tous les enfants ont envie de bouger et de s'agiter. C'est un besoin aussi naturel que celui de manger ou de dormir. Tu as beaucoup d'énergie en toi et tu dois la dépenser. Profite de chaque occasion qui se présente pour te défouler. Tu arriveras à mieux te concentrer à l'école ou sur tes devoirs après avoir activé ton corps.
C'est formidable d'avoir tant d'énergie, il faut juste trouver le meilleur moyen de la faire sortir sans déranger les autres. Taper dans un ballon, sauter à la corde, piquer un cent mètres, se jeter à l'eau peuvent être de bonnes solutions.

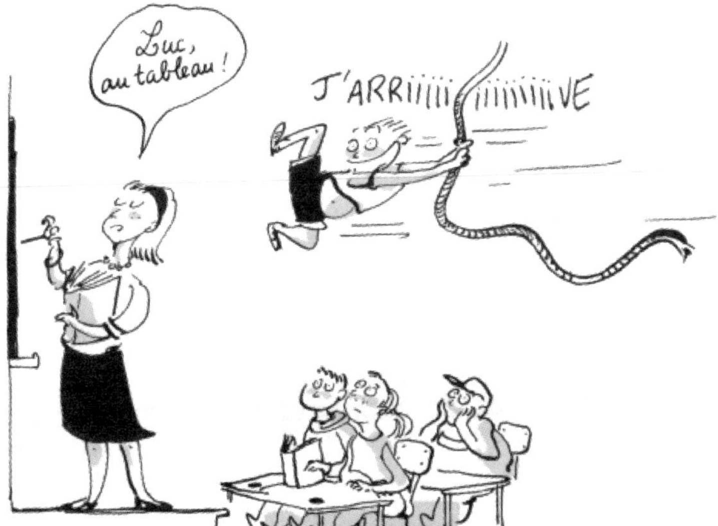

À toi de jouer !

À la récréation, ne reste pas immobile. Profite de ce moment pour remuer : saute à la corde, à l'élastique ; tape dans une balle, un ballon. Le week-end et après l'école, ne perds pas une occasion d'aller te balader, nager, faire du sport…

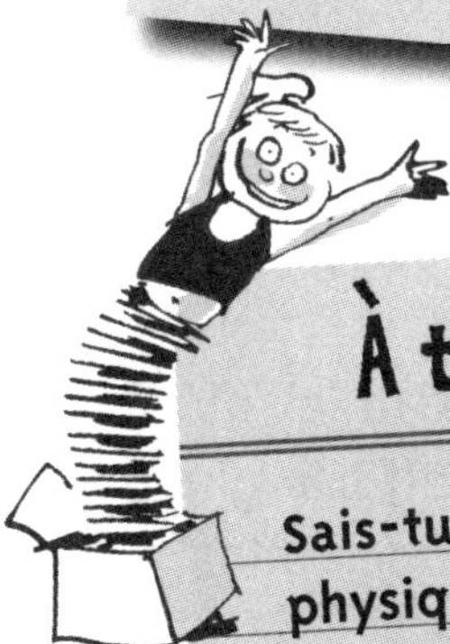

À toi de jouer ! (suite)

Sais-tu que la marche à pied est l'activité physique qui sollicite le plus de muscles à la fois ? Quand tu marches, deux cents de tes muscles entrent en action. Quarante d'entre eux lèvent ta jambe et la font avancer. Les muscles de ton dos se contractent aussi pour éviter que tu ne perdes l'équilibre, et les muscles de ton ventre pour éviter que tu ne tombes à la renverse ! Alors pourquoi pas une petite marche à pied après l'école ?

SUR LE BOUT DE LA LANGUE

« On ne peut pas courir et se gratter les pieds en même temps. » Proverbe malien

Parfois je me sens stressé(e)

Tu es face à une situation nouvelle qui t'inquiète, et tu te sens stressé(e). Pas de panique ! Ton corps sait ce qu'il faut faire pour t'aider à t'en sortir.

Quelqu'un qui t'agresse en mots ou en gestes, une voiture qui te frôle, une interrogation surprise : c'est le stress ! Aussitôt le cerveau déclenche une série d'opérations d'urgence pour t'aider à surmonter l'obstacle et démultiplier tes capacités. Il libère dans le sang une substance appelée adrénaline qui augmente les battements du cœur. Davantage de sang arrive au cerveau et aux muscles, qui sont alors capables d'efforts plus grands. Ainsi tu peux mieux agir, évaluer la situation et te défendre, si nécessaire.

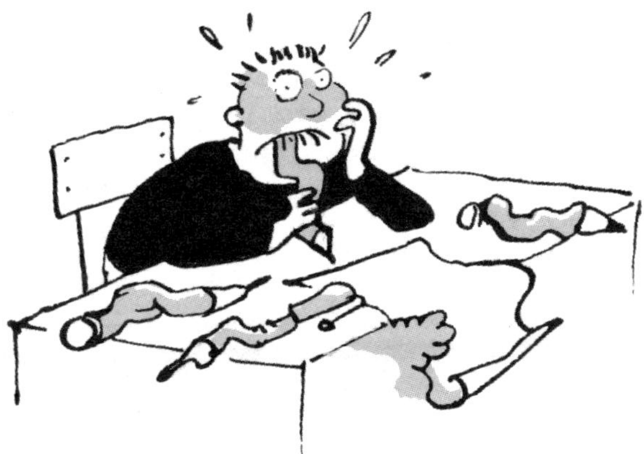

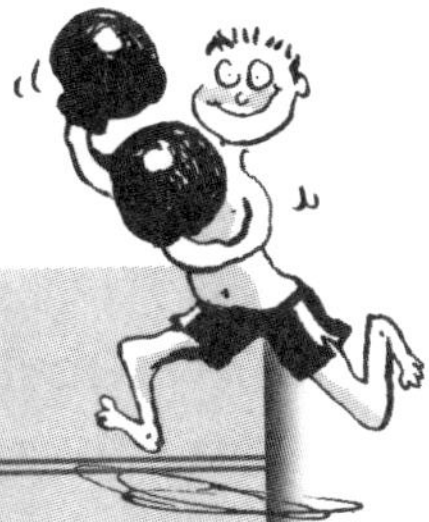

À toi de jouer !

Tu peux faire ce petit exercice couché(e) ou même debout si tu n'as pas la possibilité de t'allonger.

1- Pose ta main droite sur ta taille, juste au-dessus de ta hanche droite. Prends une belle « poignée » de peau à cet endroit, garde-la dans ta main et respire longuement et calmement, en soufflant l'air par ta bouche ouverte.

2- Après trois respirations, relâche ta poignée de peau, prends-en une autre, un peu à côté, et recommence à respirer tranquillement.

3- Fais ainsi, peu à peu, tout le tour de ta taille, à droite, depuis ton nombril jusqu'à ta colonne vertébrale. Comme si tu avais là une large ceinture trop serrée que tu voulais desserrer.

4- Repose ta main et laisse venir les sensations dans la partie droite de ton corps. As-tu l'impression d'avoir plus de place à droite pour respirer ?

5- Fais la même chose à gauche.

À toi de jouer ! (suite)

Être stressé(e) de temps en temps n'est pas grave, mais autant éviter que cela se répète trop souvent. Ton corps risque en effet, à la longue, de se fatiguer, car ce processus d'adaptation est épuisant. Un bon moyen pour mieux supporter des situations nouvelles et stressantes consiste tout simplement à respirer. La respiration est en effet un tranquillisant naturel. Elle permet aussi de mieux récupérer après une situation stressante.

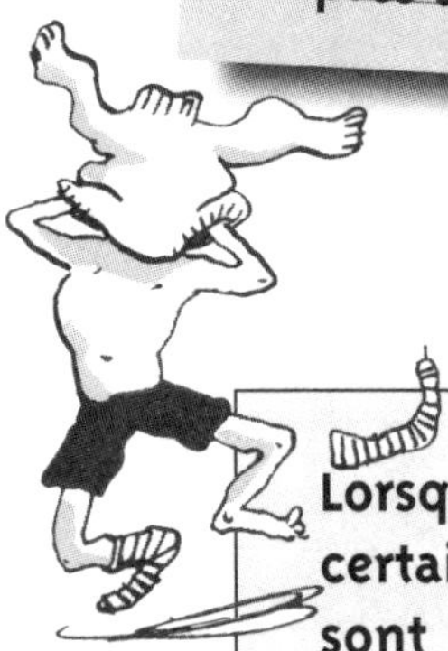

En coulisses

Lorsqu'on subit un stress, notre corps émet certains signes faciles à repérer : nos mains sont moites, on a du mal à respirer, on tremble, on a mal au ventre. Au bout d'un moment, le corps se calme et tout redevient comme avant.

SUR LE BOUT DE LA LANGUE

« Plus un citron est pressé, plus il se dépêche. »
Pierre Dac

Je me crispe facilement

Se crisper est une réaction de protection, déclenchée par le cerveau.

Un choc, une chute, une gifle, un mot méchant... et le corps réagit en se raidissant : la bouche se serre, les narines se pincent, les yeux se plissent, les poings se ferment, les épaules remontent vers les oreilles. Bref, nous fermons nos ouvertures et replions notre corps pour en faire une carapace toute dure. C'est le système nerveux qui déclenche ce processus pour nous empêcher de souffrir. Les crispations sont très utiles sur le moment. Le problème est que, le danger passé, elles persistent parfois sans même que l'on s'en aperçoive. Ce qui est très fatigant !

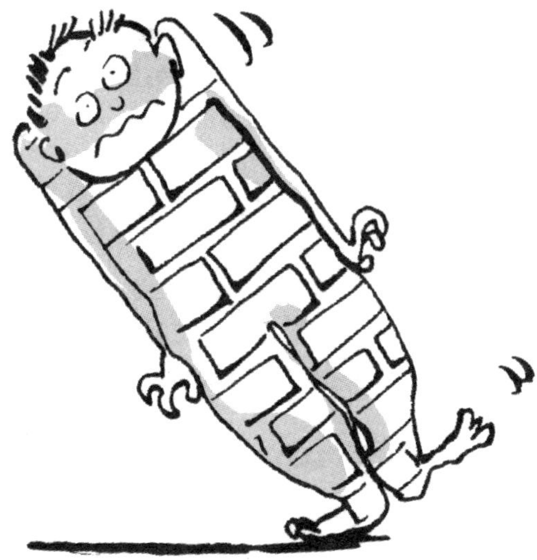

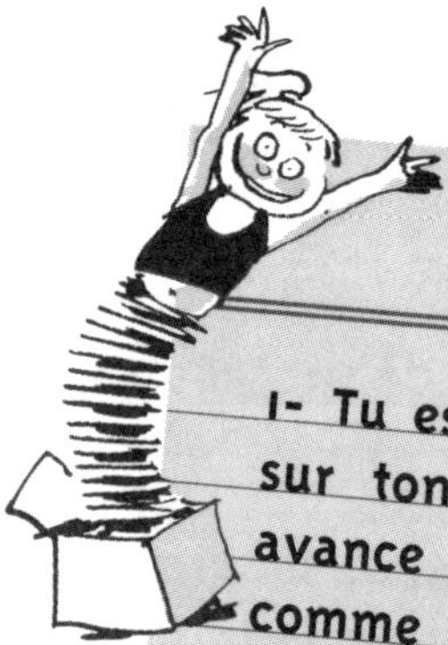

À toi de jouer !

1- Tu es tranquillement allongé(e) sur ton lit. Ferme la bouche et avance tes lèvres vers le plafond comme si tu voulais l'embrasser. Garde tes lèvres dressées ainsi quelques instants. Elles commencent à picoter ? C'est normal : le tour de ta bouche est riche en terminaisons nerveuses.

2- Au bout de deux minutes, relâche tes lèvres. Comment sont-elles ? Plus présentes ? Plus grosses ?

3- Maintenant remue ton visage dans tous les sens en faisant plein de grimaces. Bouge ta bouche, ton nez, ton front, ton menton, tes joues, tes paupières.

4- Au bout de deux minutes, relâche tout. Comment est ton visage ? N'est-il pas plus détendu ?

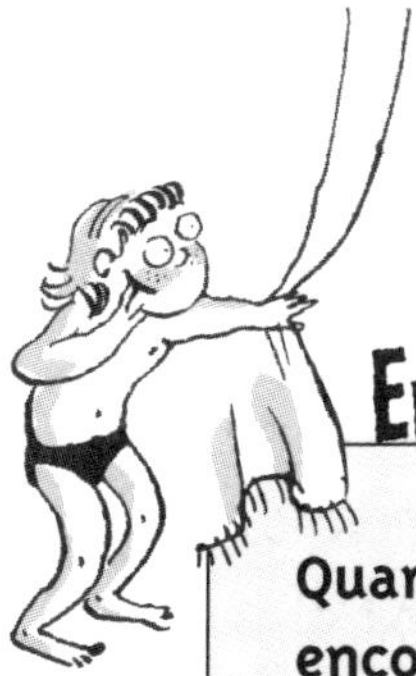

En coulisses

Quand tu étais petit(e) et que tu ne savais pas encore parler, tu étais capable d'interpréter tous les signaux émis par le corps des personnes qui t'entouraient. À la manière dont ta mère ou ton père changeait de position, d'expression et de ton de voix, tu savais ce qu'ils pensaient. Après, tu as appris à parler et tu as commencé à te fier surtout aux mots prononcés.

SUR LE BOUT DE LA LANGUE

« C'est triste de voir une larme sur un visage crispé par un sourire. » Michel Bélil

J'ai parfois du mal à respirer

Tu es inquiet(ète), tu as peur ou tu t'es fait mal. Aussitôt, sans même t'en rendre compte, tu retiens ton souffle. C'est une réaction de défense.

Le diaphragme, le muscle de la respiration, est très sensible à notre humeur. Quand tout va mal, il peut se bloquer. On respire alors moins bien, parce qu'on fait entrer moins d'air et on en souffle encore moins. Mais ce n'est pas une bonne solution, car en réalité respirer à fond aide à surmonter les problèmes. Alors la prochaine fois que tu es dans une situation difficile, essaie de souffler, de vider tes poumons. Une belle inspiration suivra et tout ira mieux !

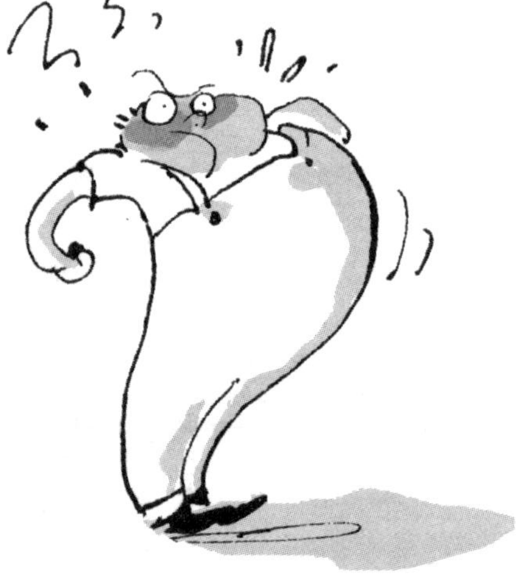

À toi de jouer !

1- Munis-toi d'un petit coussin et allonge-toi sur le dos avec les jambes fléchies et les pieds par terre un peu séparés. Pose le petit coussin sur le haut de ta poitrine.

2- Respire tranquillement, en faisant entrer l'air par ton nez et en le laissant sortir par ta bouche ouverte. Ne cherche pas à faire du bruit en soufflant et garde tes lèvres souples. À chaque fois que tu souffles, essaie de faire descendre le petit coussin. Et quand tu inspires, fais-le monter.

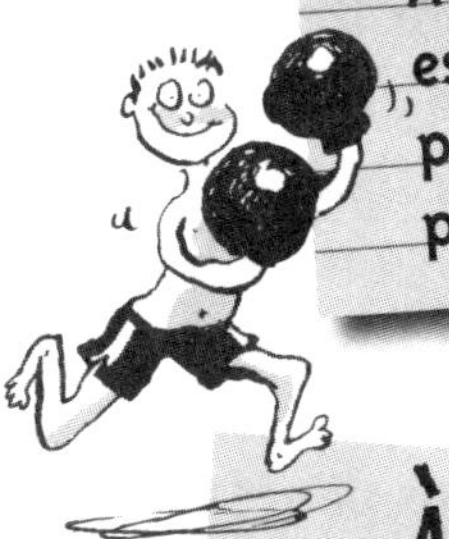

À toi de jouer ! (suite)

Les vêtements trop serrés compriment ton corps et l'empêchent de respirer librement. Si, quand tu te déshabilles, tu vois des marques sur ta peau, c'est que le vêtement que tu portes est trop étroit pour toi.

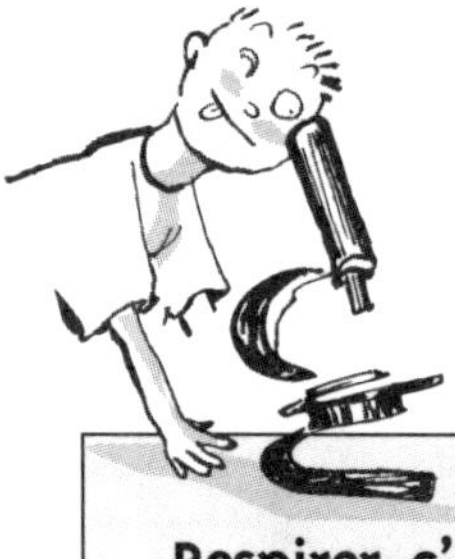

En coulisses

Respirer, c'est vital ! Toutes les cellules du corps consomment de l'oxygène, que nous trouvons dans l'air que nous respirons. Heureusement, nous respirons sans y penser, puisque nous continuons de le faire en dormant. Le mécanisme est simple : l'air entre dans le nez ou la bouche et va dans les poumons ; il est alors distribué à toutes les cellules du corps ; puis il ressort chargé d'un déchet, le gaz carbonique. Nous n'avons rien à faire pour cela : un muscle que nous n'avons pas à contrôler ou à commander fait entrer et sortir l'air de nos poumons, comme un soufflet. Il s'appelle le diaphragme et se trouve entre le thorax et l'abdomen. Quand nous inspirons, ce muscle s'étire et s'abaisse, et permet à nos poumons de se gonfler d'air. Quand nous soufflons, il remonte en pressant sur les poumons pour les aider à se dégonfler.

SUR LE BOUT DE LA LANGUE

« La respiration est le berceau du rythme. »
Rainer Maria Rilke

Je tire la langue

Bien sûr, c'est mal poli ! Mais tu as bien raison : ta langue a besoin de faire de l'exercice.

La langue est très précieuse, elle sert à parler, à manger, à embrasser (baiser d'amoureux !) et à faire des grimaces. Elle participe aussi à la respiration : quand elle est détendue, on respire bien ; quand elle est contractée, on respire moins bien. Nous avons donc tout intérêt à lui faire prendre l'air de temps en temps pour l'aider à se relâcher, car, comme tout muscle, il lui arrive de se raidir.

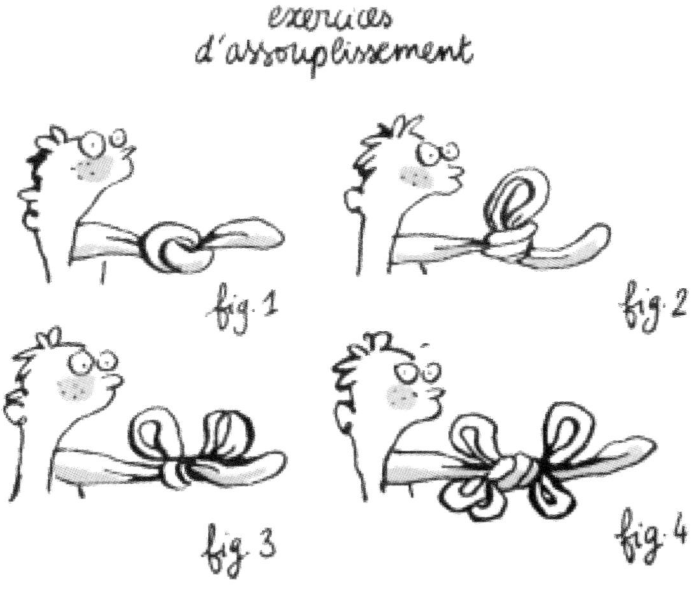

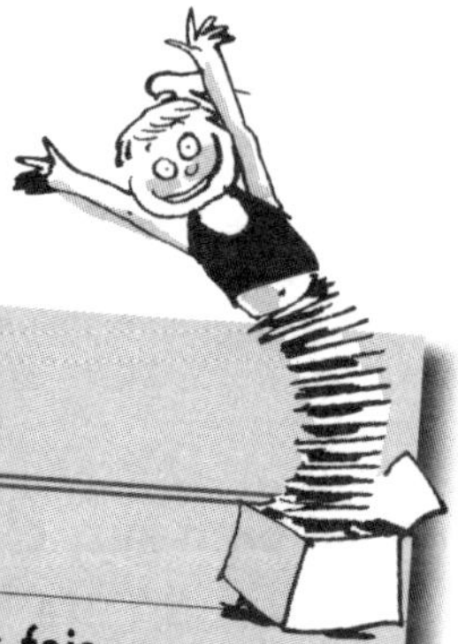

À toi de jouer !

1- Tu es couché(e) à plat dos.
2- Ouvre ta bouche et referme-la plusieurs fois, comme un poisson. Essaie de donner à ta langue beaucoup de place dans ta bouche, et étale-la au maximum.
3- Sors ta langue de ta bouche. Rends-la toute longue, toute dure et dirige-la vers le plafond. Écarte tes dents, tes lèvres aussi. Ne bloque pas ton souffle. Reste ainsi quelques instants, toujours sans bloquer ton souffle.
4- Relâche tout. Laisse venir les sensations dans ta langue et tout autour.
La prochaine fois, essaie de rester trois minutes avec la langue sortie. La fois suivante, amuse-toi à la faire tourner vers le plafond, en pensant à écarter tes dents et tes lèvres.

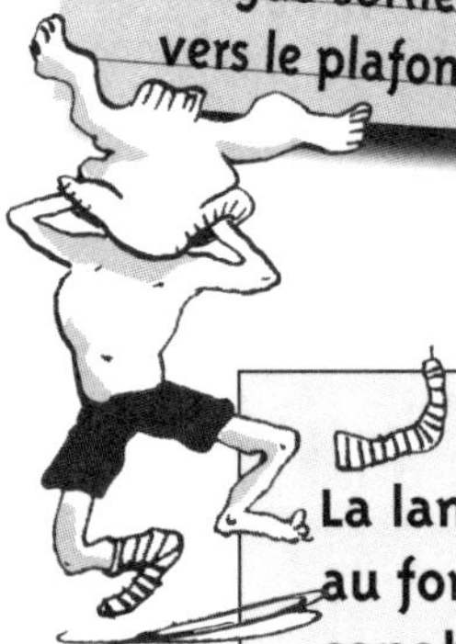

En coulisses

La langue, petit bout de chair rose accroché au fond de la gorge, est formidable ! Elle est capable de tout : elle peut se plier, se tordre, s'étirer, s'élargir. Pas étonnant : elle est très musclée ! Dix-sept muscles la composent et lui permettent de s'orienter dans toutes les directions.

SUR LE BOUT DE LA LANGUE
« La langue est sans os, on la tourne comme on veut. »
Proverbe russe

J'ai les oreilles bouchées

Cela arrive en altitude ou sous l'eau, c'est dû à la différence de pression entre l'extérieur et l'intérieur de ton corps.

Dans un avion ou à la montagne, la pression atmosphérique de l'air diminue, tandis que celle à l'intérieur de l'oreille ne change pas. Le tympan subit alors une déformation : il transmet moins bien les sons, et l'on a l'impression que les oreilles se bouchent. Il en est de même lorsqu'on descend sous l'eau.

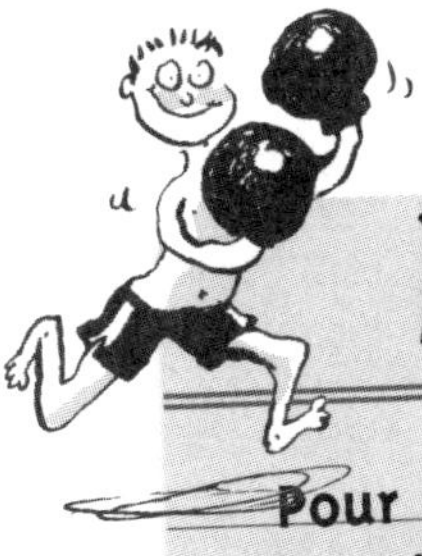

À toi de jouer !

Pour éviter que tes oreilles ne se bouchent, bâille, mange ou avale ta salive. Un petit tube appelé trompe d'Eustache, mesurant trois à quatre centimètres de long, situé au fond de ton oreille et communiquant avec ton nez et ta gorge, s'ouvrira. La pression entre les deux côtés de ton tympan se rééquilibrera.

À toi de jouer ! (suite)

1- Tu es confortablement assis(e).

2- Pose ton index de la main droite derrière ton oreille droite, là où se logent les branches de lunettes. Recule un peu ton doigt : te voilà sur l'os de ton crâne. Déplace délicatement la peau fine qui s'y trouve avec la pulpe du doigt, comme si tu voulais légèrement la décoller. Fais ainsi plusieurs passages derrière ton oreille, toujours en descendant.

3- Maintenant attrape le pavillon de ton oreille par le milieu. Tire-le doucement en arrière et un peu vers la droite, quelques instants.

4- Relâche ta main et repose ton bras. Concentre-toi sur ton oreille droite. La sens-tu plus confortable ? Et le côté droit de ta tête ?

5- Fais la même chose avec ton oreille gauche.

À toi de jouer ! (suite)

Ton oreille est un organe très sensible, qui ne supporte pas les sons trop forts. Pour te protéger contre les bruits trop intenses, un petit muscle, appelé étrier et situé dans ton oreille interne, se contracte. Il parvient ainsi à diminuer l'intensité des sons captés. Mais la protection n'est pas totale, et certains bruits peuvent endommager ton tympan et les cellules de ton oreille interne. Alors pense à ménager tes oreilles ! Si tu aimes la musique et que tu veux l'entendre toute ta vie, ne l'écoute jamais trop fort, surtout avec un casque.

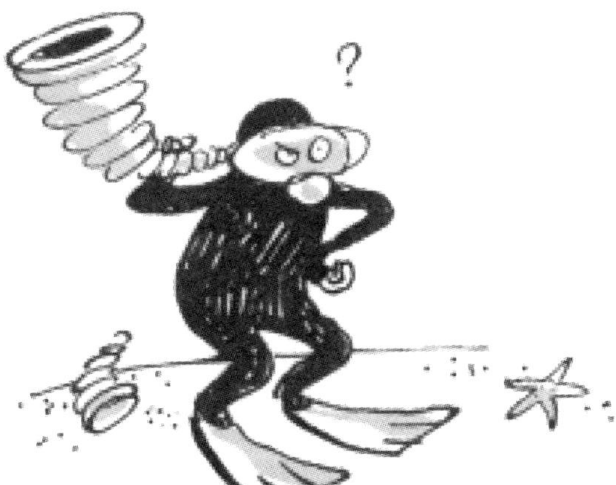

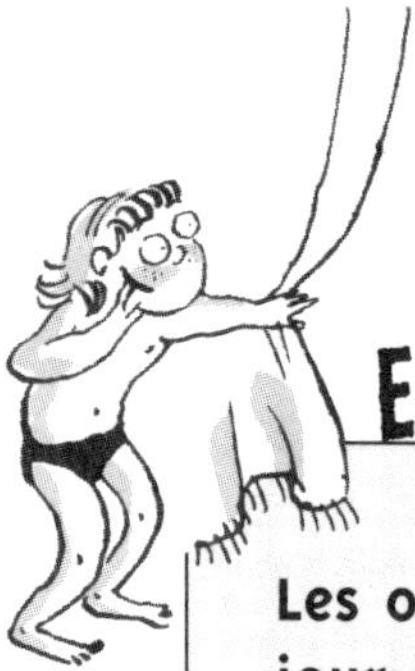

En coulisses

Les oreilles ne se reposent jamais. Nuit et jour, elles restent ouvertes et ne cessent de percevoir des bruits. Les sons entrent par le pavillon de l'oreille. Ils sont conduits par un canal jusqu'au tympan, situé dans l'épaisseur du crâne, dont la peau très fine vibre alors comme la membrane d'un tambour. Juste derrière le tympan, trois petits os multiplient l'intensité des vibrations des sons et les envoient à l'oreille interne. Celle-ci contient un tube rempli de liquide, appelé limaçon, où se trouvent les cellules auditives. Elles transmettent les sons au cerveau, qui les reconnaît et les décode.

SUR LE BOUT DE LA LANGUE
« Il avait une voix à vous dégoûter de vos oreilles. »
San Antonio

Je transpire

C'est parce que tu dégaines ton arme anti-chaleur, mais pas forcément parce qu'il fait chaud...

Deux millions de glandes sudoripares (qui fabriquent la sueur) sont disséminées à la surface de la peau. Lors d'un effort ou sous le soleil, de la sueur s'échappe de ces glandes qui sont capables de sécréter jusqu'à un litre de transpiration à l'heure ! En s'évaporant, la sueur rafraîchit la peau et la température du corps diminue. C'est très important pour éviter que les organes ne souffrent d'une surchauffe. Mais la transpiration ne sert pas seulement à refroidir le corps. Les glandes sudoripares jouent un peu le même rôle que les reins : elles servent à éliminer des liquides dont on n'a plus besoin. La sueur n'est pas de l'urine, mais elle contient de l'eau, du sel et des déchets toxiques. D'ailleurs, quand on transpire beaucoup, les reins se reposent et fabriquent moins d'urine.

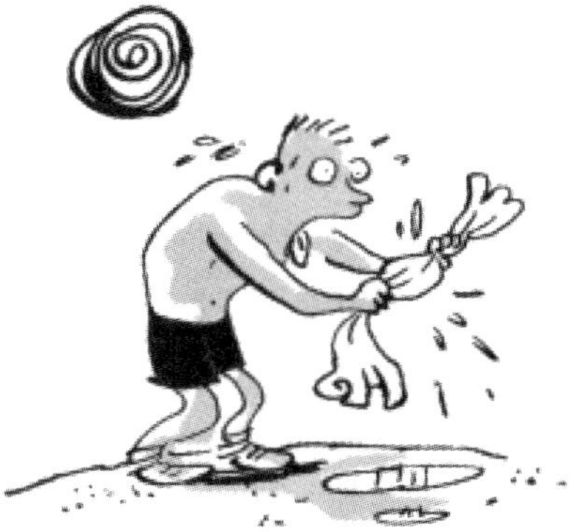

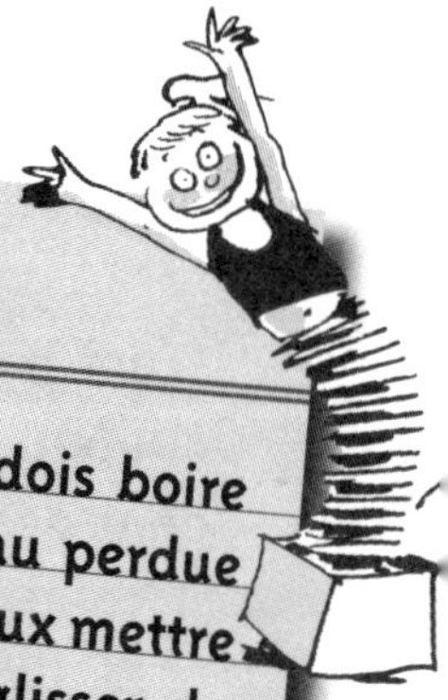

À toi de jouer !

Quand tu transpires beaucoup, tu dois boire abondamment pour compenser l'eau perdue par ta sueur. Pour te rafraîchir, tu peux mettre tes mains sous le robinet et faire glisser de l'eau froide à l'intérieur de tes poignets, où passent des veines. La sensation de fraîcheur se communiquera à ton sang et se propagera dans tout ton corps.

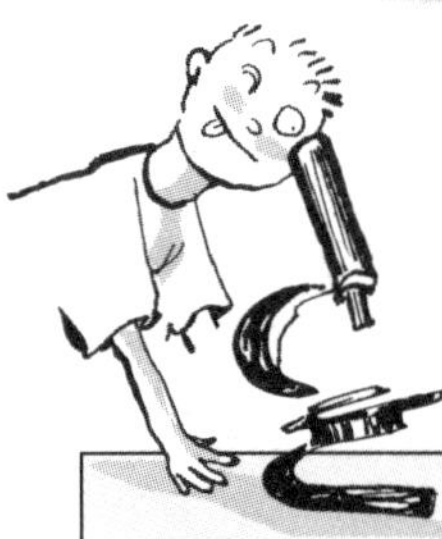

En coulisses

Il arrive que l'on transpire sans avoir chaud. Certains plats épicés font transpirer le visage. Une tension, une inquiétude font transpirer les paumes des mains, les plantes des pieds, le front et les aisselles, mais pas le reste du corps.

SUR LE BOUT DE LA LANGUE

« Le génie est fait de 1 % d'inspiration et de 99 % de transpiration. » Thomas Edison

J'ai la chair de poule

Ton corps n'aime pas les changements de température. Heureusement, il dispose de plusieurs systèmes de réchauffage et d'isolation.

La peau est couverte de minuscules poils (environ cent millions !). À la base de chacun se trouve un muscle appelé horripilateur. Quand il fait froid, ces muscles se contractent et les poils se hérissent pour essayer d'emprisonner une couche d'air chaud entre la peau et l'extérieur. C'est la chair de poule.
Le frisson est un autre moyen de réchauffage. Le cerveau ordonne à certains muscles de se contracter d'une manière désordonnée, afin de produire de la chaleur. La vasoconstriction est un

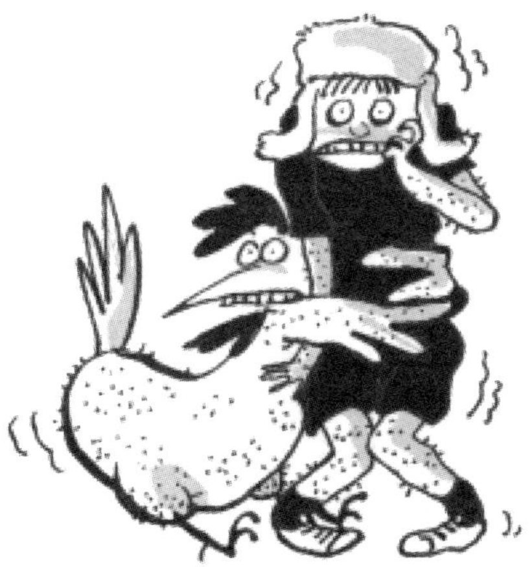

troisième système. Les vaisseaux sanguins se resserrent au maximum, ainsi le sang circule moins et le corps peut garder sa chaleur. Quand ce système se déclenche, nous pâlissons !

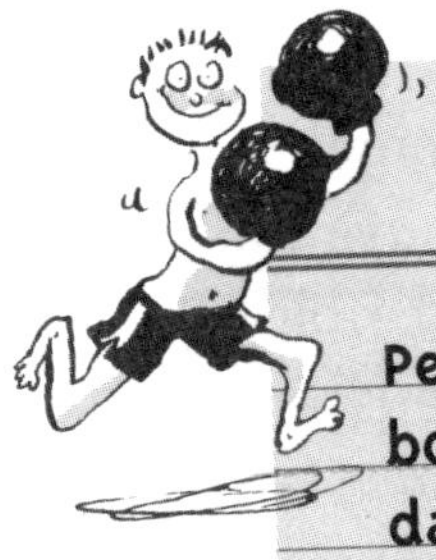

À toi de jouer !

Petite expérience. Plonge ta main dans un bol rempli d'eau glacée ou, mieux encore, dans de la neige. Aussitôt les vaisseaux sanguins de ta main se resserrent pour garder la chaleur. Ta main devient toute blanche. Laisse-la encore dans le froid. Cinq minutes plus tard, tes vaisseaux s'ouvrent subitement et se dilatent. Le sang afflue, ta main rougit. Il était temps ! elle risquait la gelure car elle manquait de sang. Attends encore un peu : ta main pâlit de nouveau. Cinq minutes plus tard, elle rougit, puis pâlit encore, et ainsi de suite. C'est le système anti-froid et anti-gelure de ta main.

SUR LE BOUT DE LA LANGUE
« Angèle et Gilles en gilet gèlent. »

J'ai des fourmis

Tu es resté(e) trop longtemps dans la même position. Tes nerfs et tes vaisseaux sanguins se sont trouvés comprimés.

Parfois, surtout la nuit, il arrive que l'on coince son bras ou sa main sous son corps. Pendant un certain temps, les messages nerveux transportés par les nerfs n'arrivent plus à ce bras ou à cette main, et le sang y circule mal. On a l'impression qu'ils sont insensibles. Dès que l'on change de position, le nerf s'excite et envoie des picotements, comme si des centaines de fourmis nous courraient sur le corps.

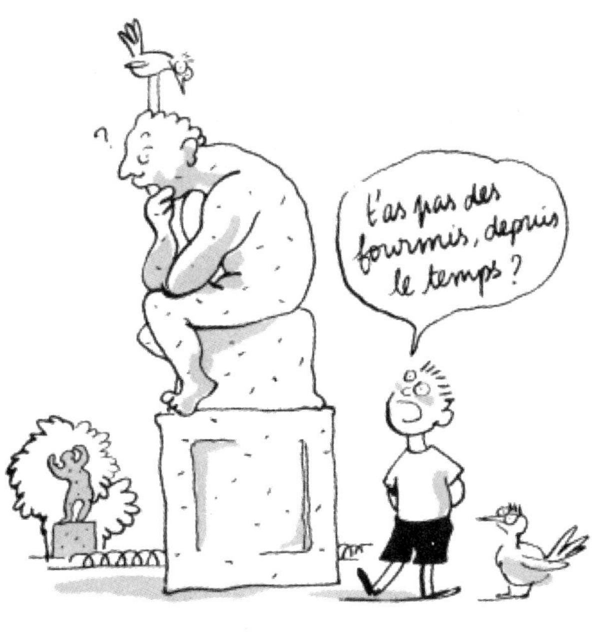

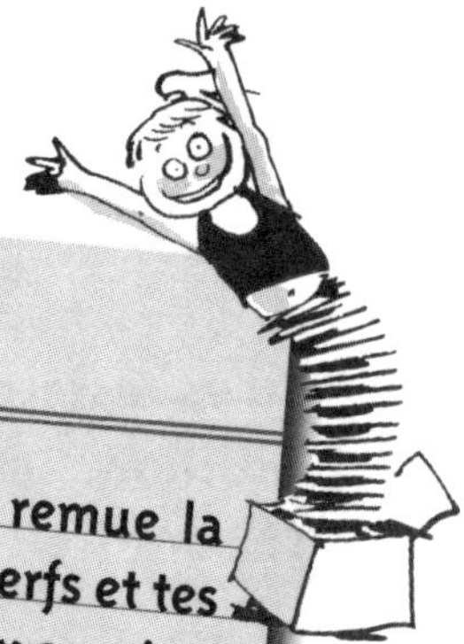

À toi de jouer !

Pour faire disparaître les fourmis, remue la partie endormie jusqu'à ce que tes nerfs et tes vaisseaux se décompressent. Tu peux aussi te masser doucement, ou simplement attendre patiemment que tout rentre dans l'ordre.

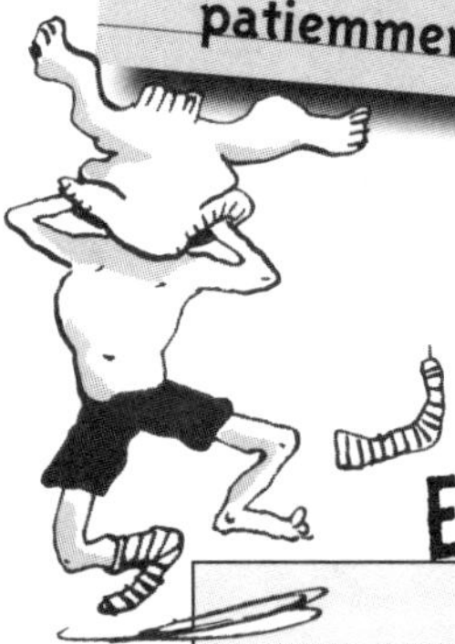

En coulisses

Notre corps contient des kilomètres de nerfs et de vaisseaux. Les nerfs transportent des informations du corps au cerveau et du cerveau au corps. Les vaisseaux transportent le sang : ceux qui partent du cœur, les artères, distribuent le sang chargé d'oxygène dans notre corps ; ceux qui reviennent au cœur, les veines, sont chargés de sang pauvre en oxygène et riche en gaz carbonique. Aucun de ces tuyaux n'aime être comprimé ou écrasé.

SUR LE BOUT DE LA LANGUE

« Celui qui est trop endormi doit prendre garde à la fourmi. » Proverbe français

J'ai un tic

C'est un geste familier que tu répètes quand tu es inquiet(ète). Fais attention qu'il ne s'installe pas.

Dans une situation nouvelle, un peu inquiétante, il arrive que l'on se mette à répéter des gestes que l'on connaît bien pour se rassurer et se réconforter : tambouriner sur son bureau, ouvrir et fermer sa trousse, tortiller et détortiller une mèche de cheveux... Ces petits gestes, à force d'être répétés, deviennent encore plus familiers et donc rassurants : ils nous aident à supporter la situation.

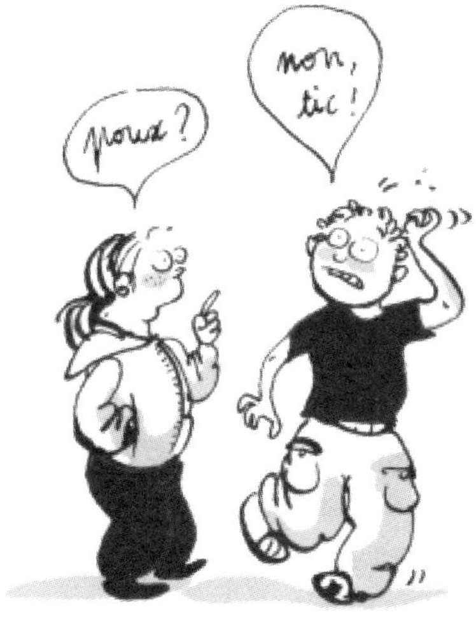

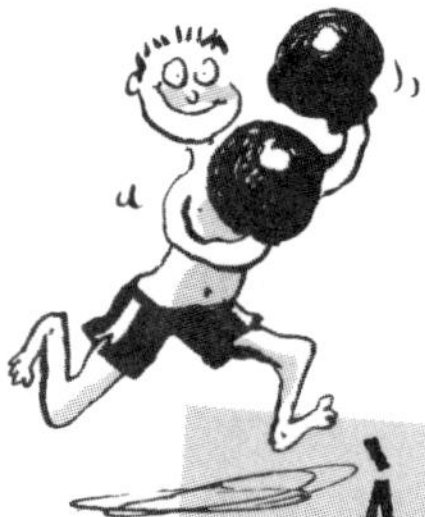

À toi de jouer !

Les tics peuvent devenir envahissants. Parfois on n'arrive plus à s'en passer. Il faut alors en parler à quelqu'un.

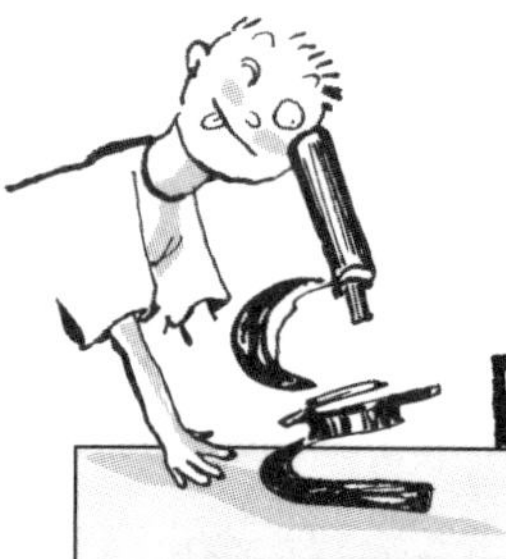

En coulisses

Les animaux aussi peuvent attraper des tics, quand ils s'ennuient ou sont tendus. Ainsi dans les zoos, les animaux en cage piétinent, hochent la tête sans cesse, se mordent, s'arrachent les poils.

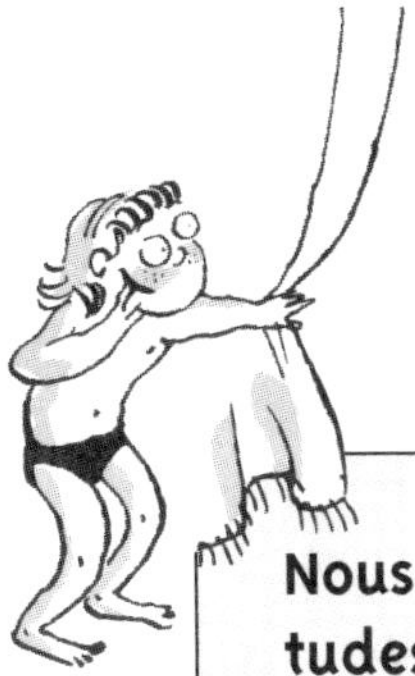

En coulisses

Nous avons tous de drôles de petites habitudes qui nous tranquillisent. Observe les invités réunis dans un salon avant un dîner important : ils grignotent sans faim, boivent sans soif, nettoient leurs lunettes alors qu'elles sont propres, déplacent des objets qui n'en ont aucun besoin... Ils s'agitent ainsi pour faire quelque chose. C'est une manière de dissiper leur tension, car ils sont dans une situation nouvelle qui leur fait un peu peur. D'ailleurs les maîtres et les maîtresses de maison n'oublient jamais les boissons et les amuse-gueules, qui permettront à leurs invités de se livrer à leurs habitudes !

SUR LE BOUT DE LA LANGUE

« Du toc, des tics et des trucs, voilà toute notre vie, entre le diaphragme et la voûte plantaire. »
René Daumal

Je ne suis pas assez fort(e)

C'est ce que tu crois, mais sache que, face à une situation difficile, ton corps décuplera ta force.

C'est la récréation, un(e) grand(e) balaise t'insulte et te provoque. Aussitôt, sans même que tu le veuilles ou le décides, c'est le branle-bas de combat dans ton cerveau. Le système sympathique, qui est une partie du système nerveux échappant au contrôle de la pensée, prend le pouvoir. Il va tout mettre en route dans le corps pour que l'on soit préparé au combat.

1 Une substance appelée adrénaline se déverse dans le sang. Ses effets sont immédiats : le cœur bat plus vite, le sang quitte la peau, qui devient pâle, pour aller vers les muscles (ils sont prêts

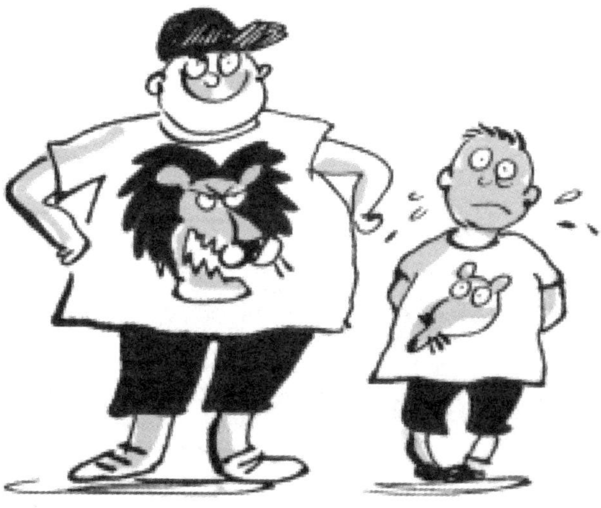

pour une action violente) et le cerveau (il est prêt pour une réflexion rapide).

2 La digestion s'interrompt, on salive moins (on n'en a pas besoin, puisqu'on ne mange pas), le rectum et la vessie sont incapables de se vider (ce serait une perte de temps d'aller aux toilettes).

3 Le sang est envahi par du sucre, ce qui augmente l'efficacité des muscles.

4 La respiration se fait plus rapide et plus profonde.

5 La transpiration devient abondante et les poils se hérissent, afin d'exposer notre peau à l'air et l'aider à se rafraîchir. Nos organes ne risquent ainsi pas d'avoir trop chaud.

6 La fatigue disparaît et d'énormes quantités d'énergie se trouvent disponibles pour le combat.

Alors tu vois que tu peux être fort(e) ! Ce qui ne veut pas dire que l'on doit utiliser sa force pour donner des coups ! On peut faire appel à son cerveau, qui se trouve justement stimulé pour réfléchir à toute vitesse et inventer une parade ou une fuite.

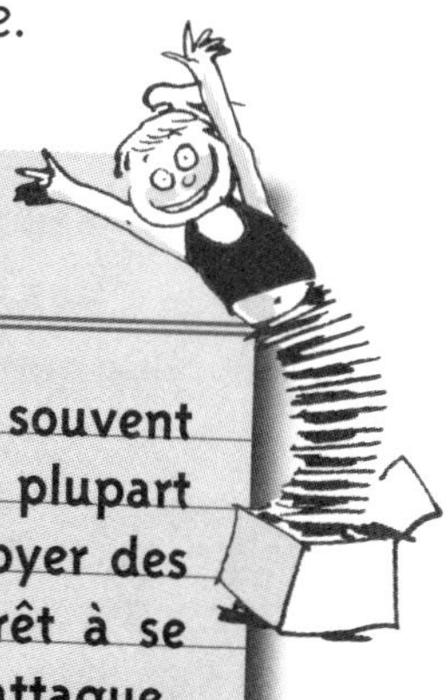

À toi de jouer !

Dans un conflit, intimider l'adversaire permet souvent d'éviter le combat. C'est une tactique que la plupart des animaux emploient. Elle consiste à envoyer des signaux menaçants montrant qu'on est prêt à se battre. En général, cela suffit pour stopper l'attaque.

À toi de jouer ! (suite)

Quelques signaux intimidants :

1- Déploie ton corps et fais-toi le(la) plus grand(e) possible.

2- Crispe tes lèvres en une ligne dure et tends-les en avant (surtout pas en arrière, tu aurais l'air d'avoir peur).

3- Regarde droit dans les yeux de ton adversaire, en fronçant tes sourcils et en serrant tes poings.

À toi de jouer ! (suite)

Tu peux aussi choisir la tactique inverse. Quelques gestes amicaux qui montreront que tu n'as pas l'intention de te battre :

1- Tends la main, pour bien montrer que tu ne brandis pas le poing.

2- Esquisse un sourire timide, puis ris un peu nerveusement pour montrer que tu n'as pas d'intention agressive.

SUR LE BOUT DE LA LANGUE

« Homme, bois de l'eau pour te rendre beau. Gave-toi de soleil pour te rendre fort. Et regarde le soleil pour devenir grand. » Proverbe touareg du Niger

J'ai souvent envie de pleurer

Alors vas-y, ne te retiens pas, c'est bon pour la santé !

Lorsqu'on a envie de pleurer, il faut laisser les larmes couler. Les ravaler ne supprimera ni notre tristesse ni notre colère. Notre peine risquerait seulement de s'enfoncer et de se cacher dans notre corps. Elle ferait toujours mal, mais nous ne le saurions plus. Si cela se reproduit souvent, nous risquons de nous couper de nos sensations. Pleurer est d'ailleurs un excellent moyen de soulager la tension nerveuse qui monte en soi quand on est ému.

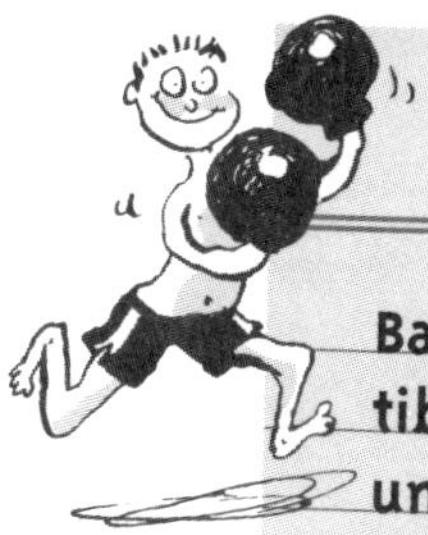

À toi de jouer !

Balancer un grand coup de pied dans le tibia de celui qui nous énerve ou pousser un hurlement n'est pas toujours la bonne solution. Il est parfois utile, dans certaines circonstances, de savoir contrôler ses émotions. Mais que faire pour garder la tête froide ? Respirer ! Mais pas n'importe comment : inspire et expire lentement et profondément. Tu sentiras ta colère peu à peu s'apaiser.

À toi de jouer ! (suite)

Petite expérience. Observe quelqu'un en proie à une forte émotion ; examine l'expression de son visage, la couleur de sa peau, son attitude corporelle. Que fait-il avec ses mains, ses bras, sa tête, ses jambes ? Essaie aussi de capter le rythme de sa respiration. Tu verras que tout son corps est affecté par ce qu'il ressent.

Tes émotions sont très liées à ta respiration. La colère accélère ton rythme respiratoire, tandis que la joie le ralentit. Tu peux ressentir l'une ou l'autre de ces émotions uniquement en jouant sur le rythme de ta respiration.

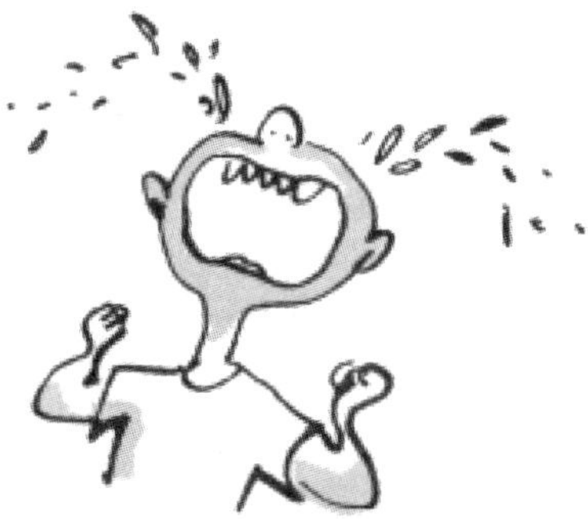

SUR LE BOUT DE LA LANGUE

« L'âme n'aurait pas d'arc-en-ciel si les yeux n'avaient pas de larmes. » John Vance Cheney

Quand je ris, je fais pipi

Rire déclenche une cascade de réactions dans ton corps. La fuite de pipi en est une !

Quand nous rions, nous faisons bouger la plupart de nos muscles. D'abord une quinzaine de muscles du visage : ceux de la bouche, des paupières, des narines, des joues, du menton, qui ouvrent le visage vers le haut. D'autres muscles entrent ensuite dans la danse : ils soulèvent le thorax et nous font respirer davantage ; les poumons expulsent alors d'énormes quantités d'air à plus de cent kilomètres-heure, et le cœur se met à battre aussi vite que lorsque l'on court un cent mètres. Puis les muscles des cordes vocales et de la gorge s'y mettent, ils produisent une série de *ho ! ho ! ho !* ou de *ha ! ha ! ha !* Enfin

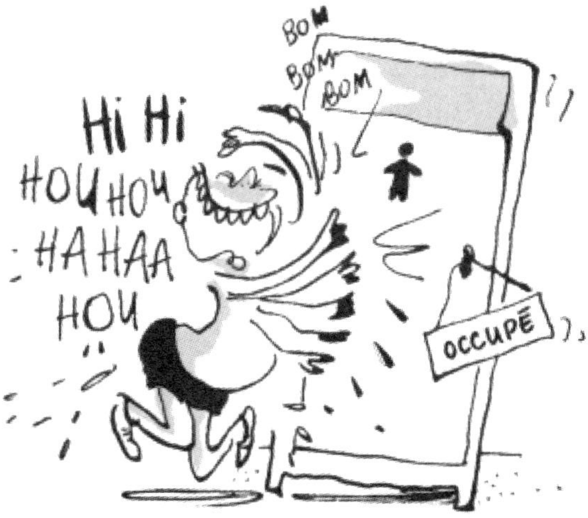

les muscles du cou et des épaules tressautent, tandis que ceux des bras et des jambes deviennent mous. On a l'impression que l'on va rouler par terre ! Commence alors la deuxième phase du rire : le cœur ralentit, les vaisseaux sanguins se dilatent ; le cerveau déclenche la production d'une série d'hormones qui vont nous rendre calme, tranquille et heureux(se). C'est à ce moment que les sphincters (les muscles qui servent à fermer certaines ouvertures naturelles du corps) se relâchent. On peut alors péter et pisser de rire. Mais cela en vaut la peine, non ?

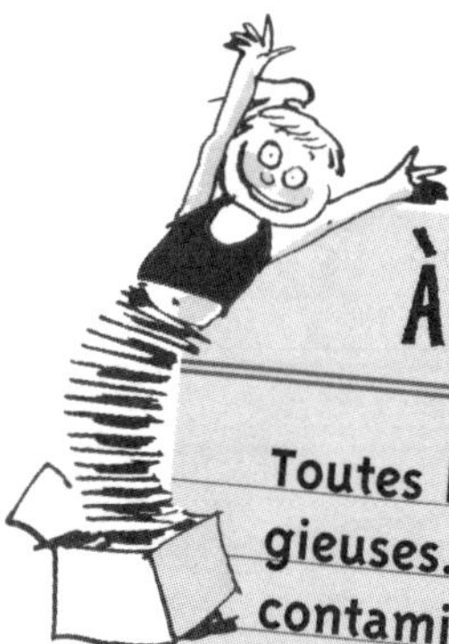

À toi de jouer !

Toutes les émotions sont contagieuses. Tu as sûrement déjà été contaminé(e) par la tristesse, la joie ou la colère de quelqu'un qui se trouvait près de toi. Le rire aussi se répand facilement. Fais-en l'expérience en éclatant volontairement de rire devant des amis, puis en comptant ceux qui t'imitent.

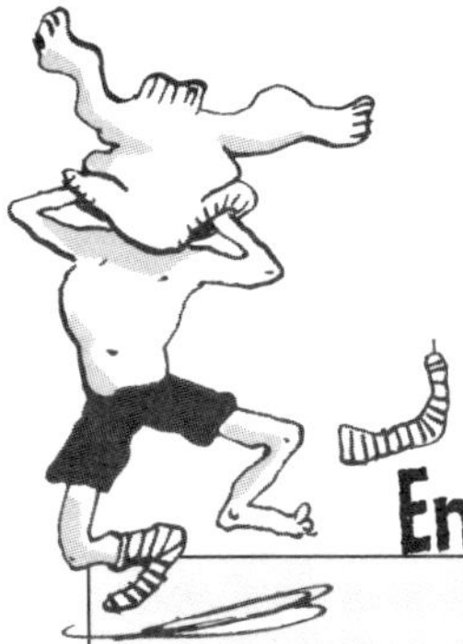

En coulisses

Pourquoi rit-on ? Le plus souvent parce que quelque chose nous amuse ou nous surprend. On peut rire aussi parce que quelque chose nous trouble ou nous agresse. Rire sert alors à masquer sa gêne. C'est aussi une manière de montrer aux autres que l'on est amical et que nos intentions sont bonnes.

SUR LE BOUT DE LA LANGUE

« Faut rigoler
Faut rigoler
Avant qu'le ciel nous tomb' sur la gueule
Faut rigoler
Faut rigoler
Pour empêcher le ciel de tomber [...] »
Boris Vian

Je suis cambré(e)

Si tu n'es pas cambré(e) de façon naturelle, mais que tu as pris l'habitude de mettre tes fesses en arrière, c'est que les muscles du bas de ton dos sont contractés.

Lorsqu'on est cambré, on a un creux en bas du dos qui fait que les fesses ressortent. C'est toujours ainsi dans notre corps : quand on a un creux quelque part, on a une bosse à côté. Le creux en bas du dos correspond à un endroit où les muscles sont serrés en permanence. Ils ne se relâchent jamais, comme ils devraient le faire normalement. Heureusement, les muscles sont souples et vivants, et l'on peut les étirer pour qu'ils se décontractent. Cela en vaut la peine, pour éviter d'avoir mal au dos plus tard.

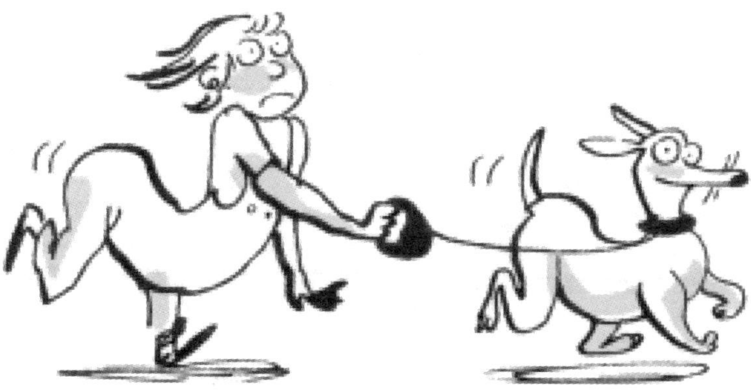

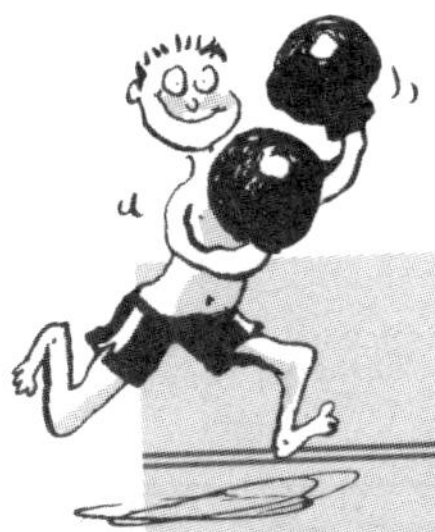

À toi de jouer !

1- Tu es debout, tes pieds sont réunis.
2- Mets une main à plat sur ton pubis, l'os qui est juste au-dessus du sexe. Puis serre ton ventre et essaie de remonter ton pubis vers le plafond, comme si tu voulais mieux le voir. Fais cet effort quand tu souffles, et relâche quand tu inspires. Attention, tes épaules ne doivent pas partir en arrière ni tes jambes se plier, c'est juste le milieu du corps qui bouge.
3- Observe ce qui se passe quand tu fais ce mouvement. Quand tu remontes ton pubis, ton bassin et tes hanches basculent vers l'avant, et les muscles du bas de ton dos s'allongent. Tes fesses retrouvent une position plus naturelle. Tu es donc moins cambré(e).
4- Tu peux recommencer plusieurs fois. N'oublie pas de souffler quand tu serres le ventre. C'est un mouvement que tu peux t'amuser à faire à tout moment. Pourquoi pas quand tu attends le bus ! Peu à peu, tu verras le creux en bas de ton dos s'effacer.

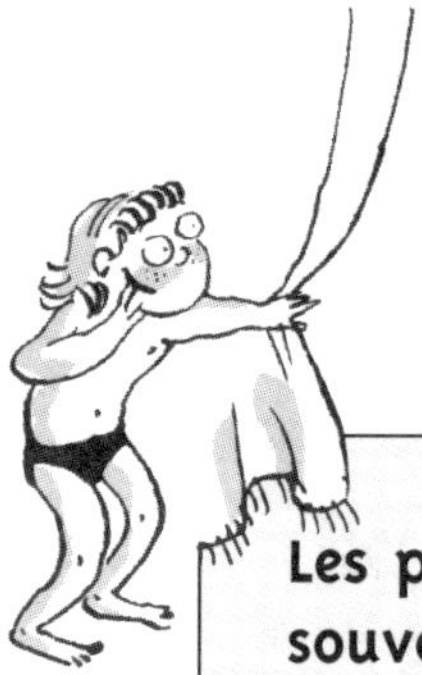

En coulisses

Les publicités pour les slips nous montrent souvent des dos cambrés et des fesses qui sortent. Cela met en valeur le slip et attire le regard. Mais ce n'est pas confortable pour la fille photographiée, qui est obligée de se cambrer. Cela veut dire qu'elle tasse ses muscles pour faire ressortir ses fesses.

SUR LE BOUT DE LA LANGUE

« Mes talons sont trop hauts
Ma taille trop cambrée
Mes seins beaucoup trop durs
Et mes yeux trop cernés
Et puis après
Qu'est-ce que ça peut vous faire
Je suis comme je suis [...] »

Jacques Prévert

Je n'aime pas mon corps

Tu te regardes dans le miroir, et quantité de détails te déplaisent et te rendent malheureux(se). Et si tu te regardais autrement ?

À l'adolescence, le corps change de forme. Il se transforme peu à peu en corps d'adulte, mais tout ne pousse pas en même temps : tantôt c'est le buste, tantôt les jambes ou le nez ! Alors c'est bien normal d'être surpris par son corps... mais il faut savoir que celui-ci n'a pas encore ses proportions définitives.
Et puis, parfois, on a dans la tête un corps modèle, un idéal. On l'a vu à la télévision, dans un magazine. C'est un corps à la mode. Ah ! la mode... Elle est terrible : non seulement elle nous dicte la manière dont on doit s'habiller, mais elle veut aussi se mêler de la forme de notre corps. Ne nous laissons pas faire !

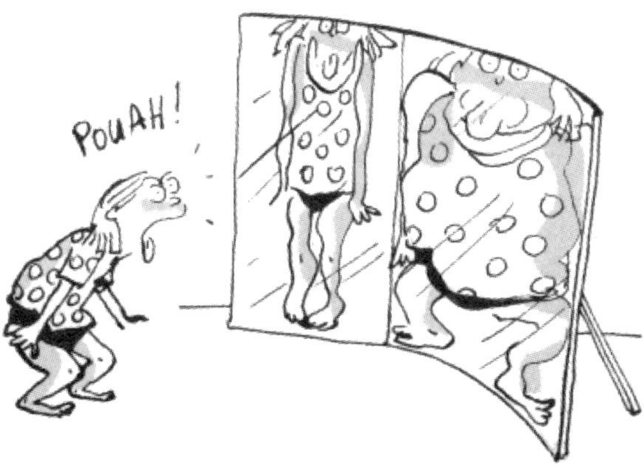

À toi de jouer !

Méfie-toi du miroir de ta salle de bains, il n'est pas bon juge : il te renvoie une image de ton corps immobile et le plus souvent de face. Les autres ne te voient pas ainsi mais en mouvement, et c'est ainsi que tu es beau(belle).

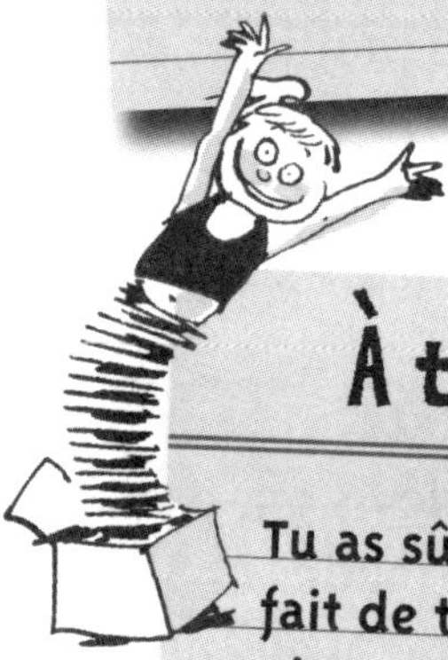

À toi de jouer ! (suite)

Tu as sûrement une petite particularité qui fait de toi un être charmant et aimable. Ce n'est pas forcément un détail parfait, c'est quelque chose qui n'appartient qu'à toi et qui te rend unique. À toi de le trouver. Et regarde autour de toi : même ceux que tu trouves parfaits n'aiment souvent pas leur corps et se trouvent des défauts !

SUR LE BOUT DE LA LANGUE

« Qui a un gros nez pense que tout le monde en parle. »

Proverbe écossais

Je me trouve trop gros(se)

L'important est que tu aies le poids où tu te sens en forme. Si ce n'est pas le cas, tu peux y remédier.

Le bon poids est celui avec lequel on se sent bien moralement et physiquement. Ce n'est pas le poids du copain ou de la copine mesurant la même taille que soi, car on n'a pas forcément la même ossature qu'eux. Si nos os pèsent lourd, on aura un poids supérieur, et cela ne voudra pas dire pour autant que l'on est gros.

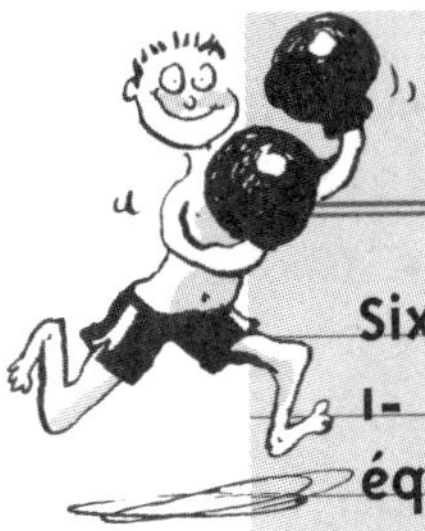

À toi de jouer !

Six règles alimentaires simples :

1- Prends le temps d'un petit déjeuner équilibré et nourrissant : pain complet, yaourt, jus de fruits.

2- Évite de grignoter en dehors des repas.

3- Un bon goûter t'aidera à ne pas grignoter avant le dîner.

4- Mange dans le calme, en mâchant bien.

5- Évite le sucre (boisson sucrée, bonbon), les produits gras (chocolat, fromage gras).

6- Dîne léger : ton corps n'a pas besoin de beaucoup d'énergie lorsqu'il est au repos, et tu dormiras mieux.

À toi de jouer ! (suite)

Ton poids dépend en grande partie de ce que tu manges. Toutes les calories que tu absorbes mais que ton corps ne consomme pas sont en effet stockées sous ta peau sous forme de graisse. Tu peux éviter de stocker trop de gras en équilibrant ton alimentation.

À toi de jouer ! (suite)

Lorsque tes muscles entrent en action, ils ont besoin de cinq à vingt fois plus d'énergie qu'au repos. Une activité physique peut t'aider à brûler les graisses et les sucres que tu as mangés mais dont ton corps n'a pas vraiment besoin. Dès que tu le peux, va à l'école à pied, fais du roller ou du vélo, cours, nage, saute, tape dans un ballon !

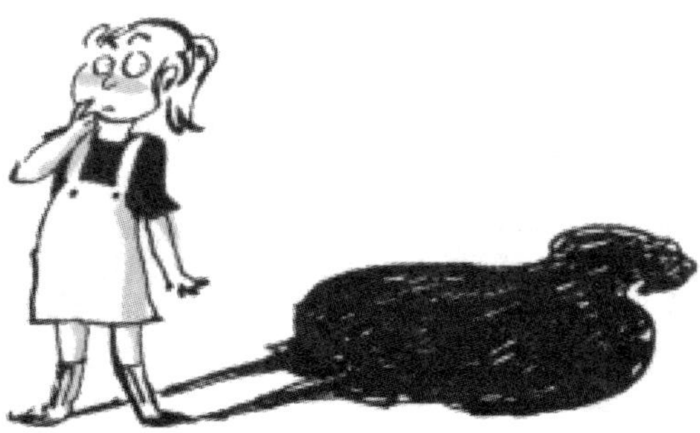

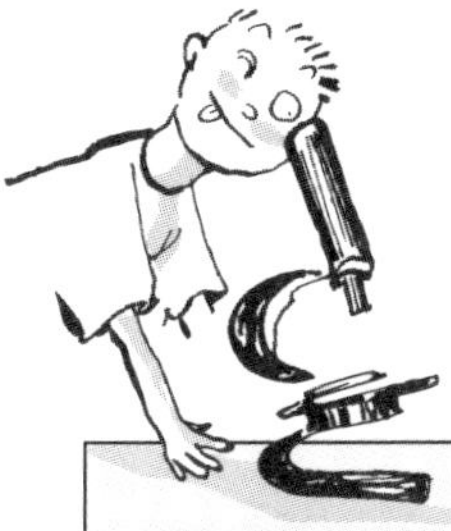

En coulisses

Tu grandis et ton corps change beaucoup. Il commence à s'alourdir, ce qui est normal. À la puberté, le poids augmente d'une façon plus spectaculaire que la taille : les os et les organes internes grossissent, tandis que les muscles et la graisse se développent.

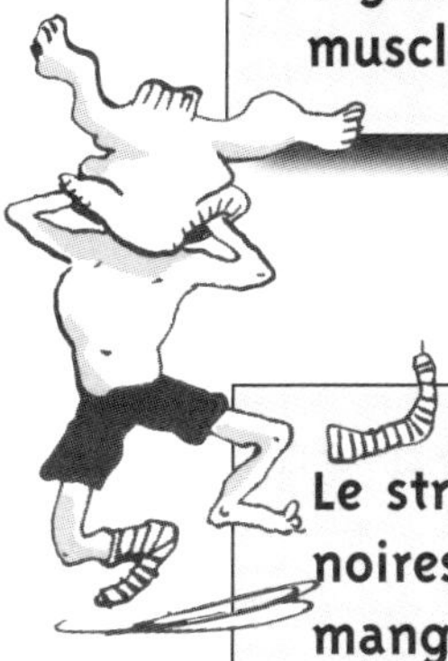

En coulisses

Le stress, certains problèmes ou des idées noires peuvent faire grossir, parce qu'on mange plus que d'habitude afin de se rassurer ou de se consoler. Il arrive aussi qu'on mange pour se protéger, la graisse est alors une protection contre le monde extérieur.

SUR LE BOUT DE LA LANGUE

« Tout jeune Napoléon était très maigre
et officier d'artillerie
plus tard il devint empereur
alors il prit du ventre et beaucoup de pays [...] »
Jacques Prévert

Je me trouve trop petit(e)

Chacun grandit à son rythme, et personne n'a la même taille. Heureusement ! Ce serait trop triste !

Il existe des familles de grands et des familles de petits. Notre taille est inscrite dans les gènes de nos chromosomes et nous n'y pouvons pas grand-chose. Mais quand on n'a pas fini de grandir, on peut avoir des surprises. Il y a ceux qui poussent vite d'un coup puis s'arrêtent avant les autres, et ceux qui poussent lentement mais sûrement. De la naissance à l'âge de trois ans, période de croissance importante, c'est surtout le haut du corps qui grandit. À l'adolescence, ce sont plutôt les jambes qui s'allongent. Le nez est la partie du corps qui s'arrête de pousser en dernier !
Mais une chose est certaine : petit ou grand, ce n'est pas le plus important, sauf si l'on se destine à une carrière de basketteur(euse) ou de jockey ! L'essentiel

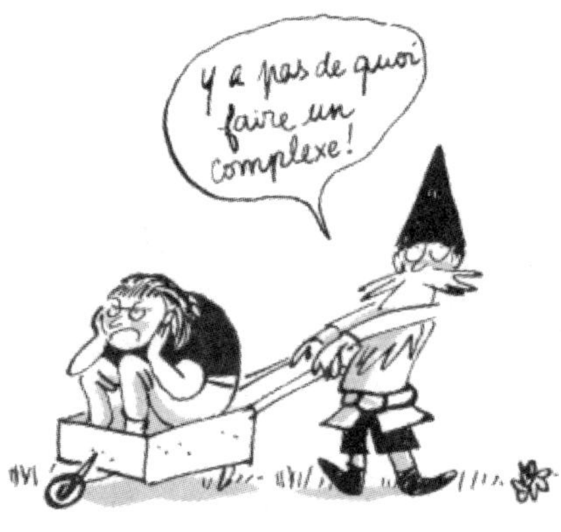

est de se sentir bien dans son corps, quelle que soit sa taille. Et c'est cela que les autres voient et sentent.

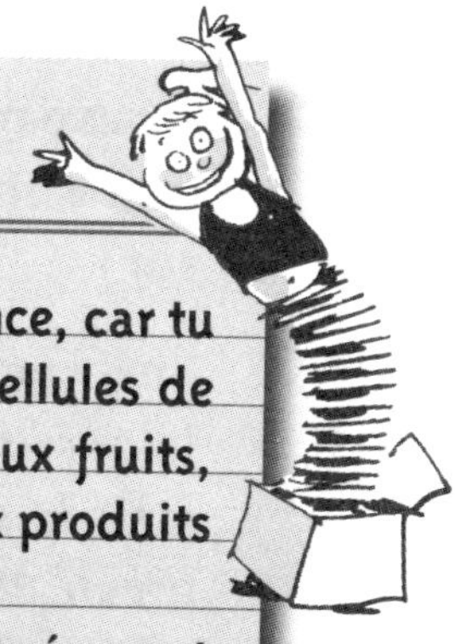

À toi de jouer !

Bien manger est indispensable à ta croissance, car tu as besoin d'énergie pour permettre à tes cellules de se diviser, se multiplier et grossir. Pense aux fruits, aux légumes, à la viande, au poisson et aux produits laitiers.
Une alimentation insuffisante ou déséquilibrée peut retarder ton développement, notamment celui de tes os. Boire de l'alcool ralentirait aussi ta croissance.

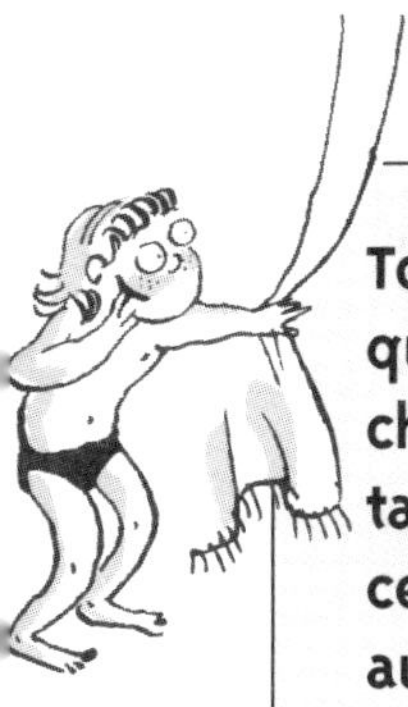

En coulisses

Ton corps fabrique une hormone de croissance qui lui permet de grandir. Cette substance chimique est produite par une glande de la taille d'un petit pois située à la base de ton cerveau, l'hypophyse. C'est pendant la nuit, au début de ton sommeil, que tu fabriques la plus grande quantité de cette hormone.

SUR LE BOUT DE LA LANGUE

« Ne jugez pas le grain de poivre d'après sa taille, goûtez-le et vous sentirez comme il pique. » Proverbe arabe

Avec des chaussures à talons, je serai plus grand(e)

Tu espères gagner quelques centimètres en enfilant des chaussures à talons ? Ce n'est pas sûr !

Imagine la scène : tu enfiles des chaussures à talons ; tes pieds se soulèvent alors par l'arrière, mais le reste de ton corps ne monte pas comme prévu. Pourquoi ? Parce qu'il réagit à ce talon artificiel, glissé sous le vrai talon naturel.
Voici ce qui se passe : quand on marche, le pied se soulève, la jambe fléchit et avance ; mais ensuite le pied doit reposer par terre. Hélas, dans cette situation, la jambe ne va pas pouvoir se déplier complètement pour poser son vrai talon par terre : le faux talon, celui de la chaussure, l'en empêche. La jambe

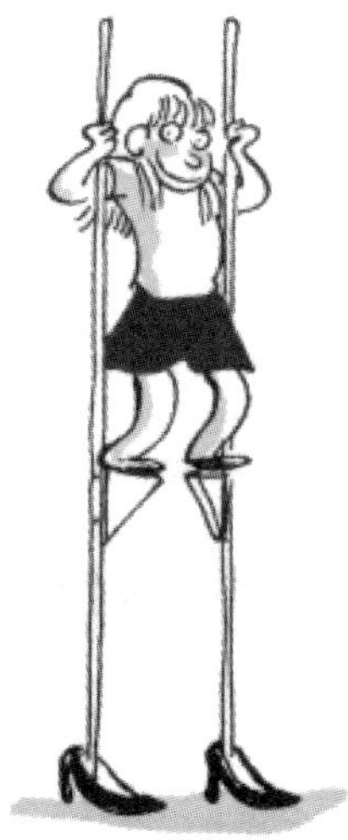

reste donc un peu fléchie et les muscles de l'arrière de la jambe, au lieu de s'allonger complètement, restent contractés. Ils obligent du même coup le genou à se plier. À chaque pas, les genoux vont ainsi rester légèrement fléchis, et les hanches aussi. Mais ce n'est pas tout : pour conserver son équilibre lorsque tu portes des talons, le corps se tortille. Pour ne pas basculer en avant, les fesses partent en arrière et le ventre en avant. Pire encore, la tête est projetée en avant et le dos en arrière. Non, on ne peut vraiment pas dire que cela grandisse ! Difficile à croire ? Va dans la rue pour observer le spectacle. Tu choisis une dame avec des talons vraiment hauts, pour mieux voir la catastrophe déclenchée par chaque pas. Puis tu marches derrière elle et tu regardes comment elle avance.

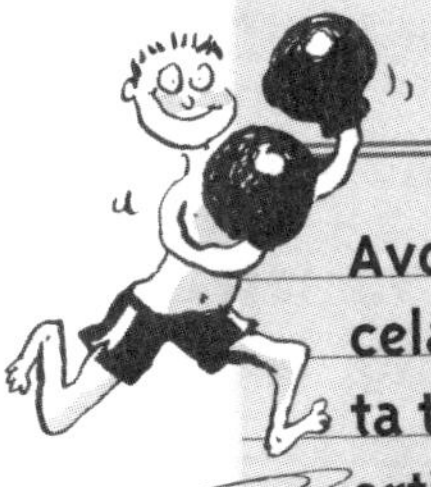

À toi de jouer !

Avoir les pieds sur terre, c'est précieux ! Pour cela, tu as besoin de porter des chaussures à ta taille et aussi larges que tes pieds, sinon tes articulations seront compressées et tes plantes ne pourront pas complètement se poser sur le sol. De plus, les muscles de tes pieds ne se développeront pas bien. Attention aussi à la matière de tes chaussures : choisis-les souples et aérées afin de laisser tes pieds respirer ; le cuir est préférable au plastique.

À toi de jouer ! (suite)

1- Prends une petite balle légère, une balle de baby-foot par exemple. Assieds-toi sur un tabouret, les deux fesses bien posées.
2- Mets ton talon droit par terre et glisse la petite balle sous l'avant de ton pied. Tiens ton genou avec tes deux mains et appuie ton pied sur la balle.
3- Fais des allers-retours à droite et à gauche avec l'avant de ton pied. Ton genou, lui, ne se promène pas, ton talon non plus. Empêche-les, même, de bouger. Ton pied ne doit pas se relever vers le plafond, mais rester parallèle au sol.
4- Après quelques instants, fléchis tes orteils vers le sol et essaie de faire apparaître cinq petites bosses sur le dessus de ton pied, à la base des orteils.
5- Enlève la balle et pose ton pied droit à côté du gauche.
6- Lève-toi et compare tes deux pieds.

Tes pieds adoreront cet exercice qui va les décontracter. Tu les sentiras se poser très agréablement par terre et prendre un bel appui au sol, qui te donnera confiance en toi.

SUR LE BOUT DE LA LANGUE

« Qu'importe que le monde soit vaste si tes chaussures sont trop étroites. » Proverbe russe

J'ai les pieds plats

Si ta voûte plantaire n'est pas encore dessinée, il n'est pas trop tard, tu peux l'aider à se former.

Les responsables des pieds plats... ne sont pas les pieds ! Ce sont les muscles à l'arrière des jambes. Ils sont rétractés, contractés, et tirent de travers les articulations des pieds, obligeant ceux-ci à se coucher en-dedans. Pour que la voûte apparaisse, il faut que les contractures à l'arrière des jambes disparaissent.

À toi de jouer !

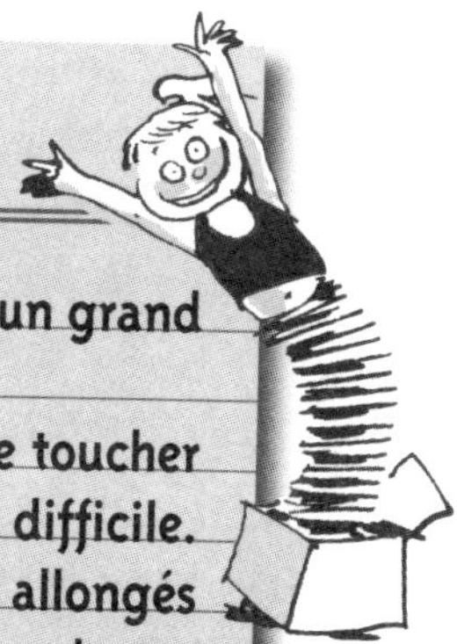

1- Tu es debout, pieds et jambes nus, face à un grand miroir.

2- Réunis tes deux pieds et essaie de faire se toucher leurs bords intérieurs. C'est peut-être un peu difficile. Dans cette position, tes orteils devraient être allongés et toucher terre, tes talons aussi. Le dessous de tes pieds, lui, devrait être soulevé. Ce n'est sans doute pas le cas si tu as effectivement les pieds plats. Tu vas voir cependant que cela peut changer très vite.

3- Regarde tes jambes dans le miroir. Se touchent-elles ? Elles devraient pouvoir se joindre en laissant trois espaces vides : un entre tes cuisses, un sous tes genoux et un autre sous tes mollets. Si ce n'est pas le cas, c'est que les muscles de tes jambes sont un peu raccourcis. Patience ! Tes muscles sont vivants et pourront assez vite s'allonger.

4- Appuie bien tes pieds au sol et essaie de tourner tes cuisses vers l'extérieur. La commande de ce mouvement vient de l'intérieur de tes hanches : des muscles accrochés en haut et à l'intérieur de tes cuisses. Essaie, c'est important, de garder tes pieds appuyés au sol, tes gros orteils aussi. Ce n'est pas très facile !

5- Reste un instant dans cette position et regarde tes jambes. Elles ont changé ! Elles se touchent maintenant en quatre points : en haut des chevilles, en haut des mollets, aux genoux et en haut des cuisses. Et tes pieds ? Une jolie voûte est en train de se former. Que s'est-il passé ? Tu as allongé les muscles à l'arrière et à l'intérieur de tes jambes, et du même coup sous la plante de tes pieds.

6- Recommence ce mouvement tous les jours, pendant environ cinq minutes. Tes muscles finiront par s'étirer et tu gagneras une belle voûte plantaire !

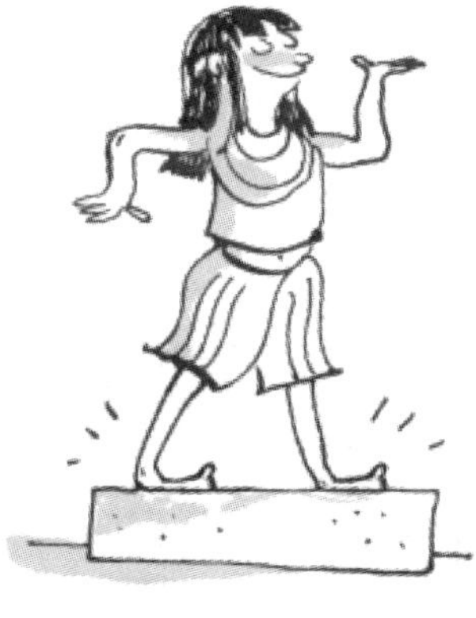

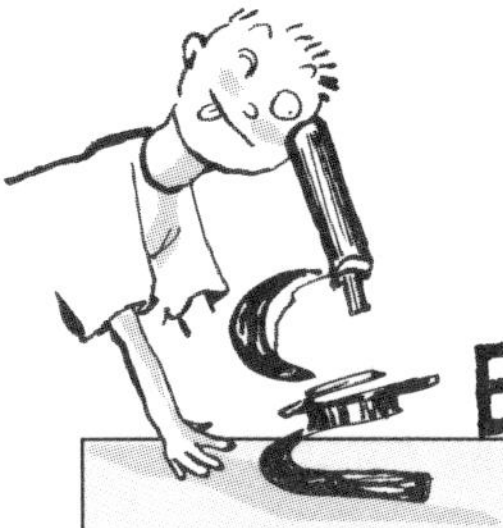

En coulisses

Tes pieds sont une merveille. Enlève tes chaussures et regarde-les attentivement, ils le méritent ! Sous la peau et sous les muscles de chacun de tes pieds se logent vingt-six petits os articulés les uns aux autres. Plus tu vas vers leurs extrémités, plus tes pieds s'élargissent pour t'aider à tenir debout.

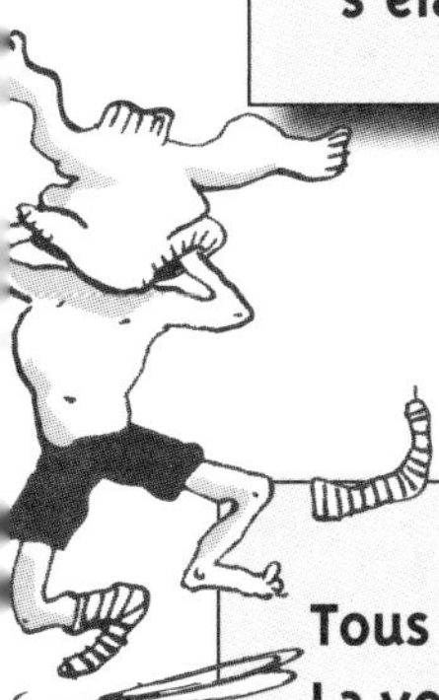

En coulisses

Tous les enfants naissent avec les pieds plats. La voûte plantaire ne commence en effet à se former que lorsqu'on apprend à marcher.

SUR LE BOUT DE LA LANGUE

« La preuve que la Terre est ronde, c'est que les gens qui ont les pieds plats ont du mal à marcher. » Charles de Bernard

Je grince des dents, la nuit

Cela arrive quand on fait un cauchemar ou un rêve difficile. Nos mâchoires se serrent très fort et nos dents frottent les unes contre les autres.

Quand on a mal ou peur, on serre les dents, et l'on ne s'en rend même pas compte. À force, des tensions s'installent dans les mâchoires. Cela ne fait pas vraiment mal, mais c'est fatigant.
Alors si tu t'aperçois que tu serres les dents, essaie d'ouvrir un peu la bouche, de relâcher les lèvres et de souffler doucement. Tu verras, tu te sentiras bien mieux !

À toi de jouer !

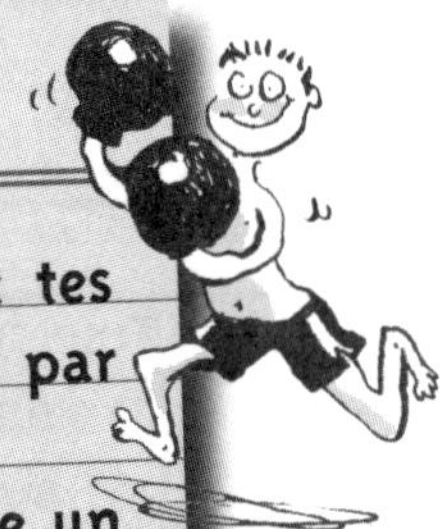

1- Tu es couché(e) à plat dos avec tes jambes pliées. Tes pieds sont à plat par terre, pas trop loin de tes fesses.
2- Ouvre et ferme ta bouche, comme un poisson. Avec le bout de tes index, cherche l'articulation de tes mâchoires, c'est-à-dire l'endroit où ta mâchoire inférieure (on l'appelle aussi mandibule) s'unit à ta mâchoire supérieure. C'est très haut, presque vers les oreilles ! Masse doucement à cet endroit en faisant de petits ronds.

3- Repose tes mains. Ta bouche est entrouverte, tes yeux grands ouverts. Déplace ta mandibule vers la droite, puis reviens au milieu. Recommence plusieurs fois. Essaie de savoir ce que tu fais : est-ce que tu n'es pas en train de tortiller tes lèvres ou de tourner la tête à la place de la mandibule ? Est-ce que tu ne vas pas à gauche, alors que tu veux aller à droite ?

4- Déplace ta mandibule vers la gauche, puis reviens au milieu, plusieurs fois de suite.

5- Promène ta mandibule de droite à gauche. Essaie d'aller doucement, évite de donner de grands coups de menton !

Tu peux faire ce mouvement deux minutes le soir avant de t'endormir.

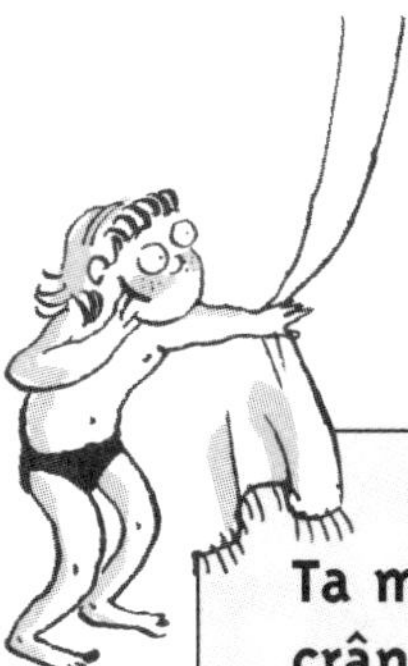

En coulisses

Ta mâchoire inférieure est le seul os de ton crâne capable de bouger (il s'articule avec ta mâchoire supérieure).

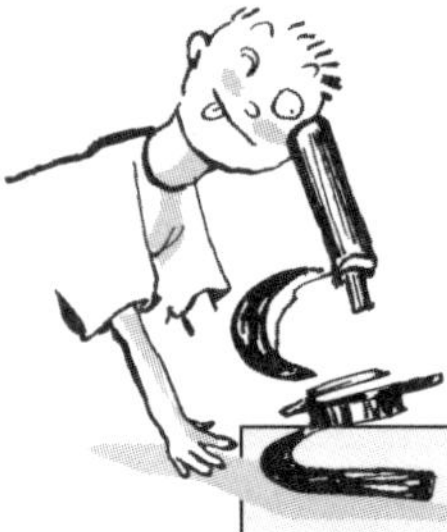

En coulisses

Derrière tes lèvres se cachent des mâchoires extrêmement puissantes. Elles datent de l'époque où l'homme mangeait de la viande crue, car il n'avait pas encore domestiqué le feu. Il fallait alors de fortes dents et de puissants muscles masticateurs afin de broyer la nourriture. Aujourd'hui notre nourriture est plus tendre, mais nous avons gardé nos mâchoires préhistoriques !

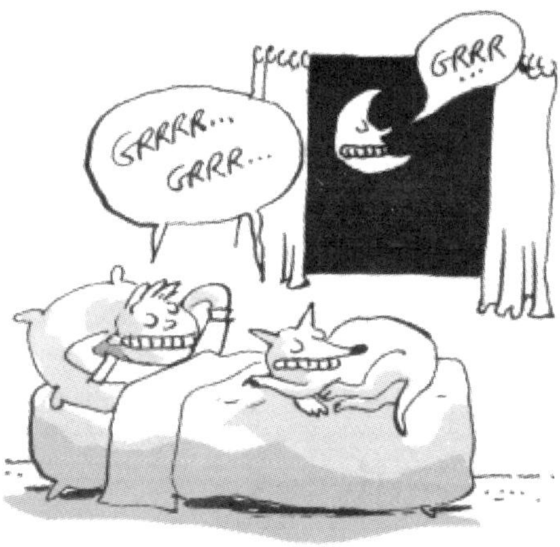

SUR LE BOUT DE LA LANGUE

« Les gens qui ont le menton en galoche et dont les dents se déchaussent y mettent vraiment de la mauvaise volonté. » Pierre Dac

Je suis douillet(te)

On est tous différents face à la douleur. Certains la supportent plus facilement que d'autres.

Nous avons tous, dans notre corps, le même équipement qui nous permet de détecter la douleur et de la transmettre à notre cerveau. Pourtant personne ne perçoit la douleur de la même manière. Certains réagissent vivement ; ils sont très sensibles à la douleur et l'acceptent difficilement. D'autres sont très endurants : on dit qu'ils sont durs à la douleur. Cela dépend de l'histoire de chacun, de son éducation, de sa culture. Mais ce n'est pas un défaut de ressentir les choses avec intensité. Si l'on ressent fortement la douleur, on ressentira aussi fortement les sensations agréables.

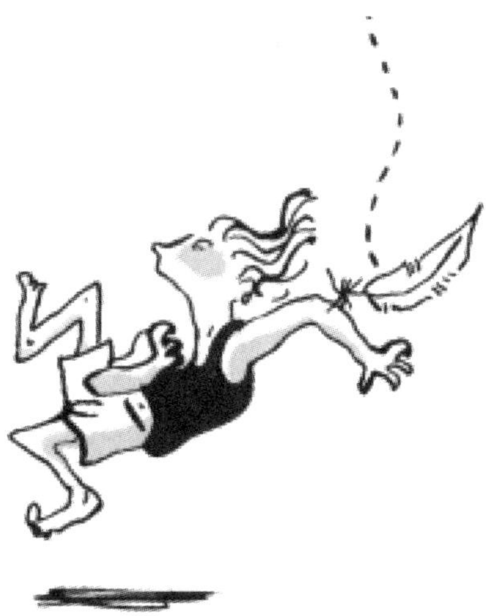

À toi de jouer !

Tu possèdes un « effaceur de douleur » très efficace : ta propre main. Quand tu te fais mal, frotte l'endroit douloureux pendant quelques instants. Le chaud ou le froid sont aussi très utiles pour soulager certaines douleurs.

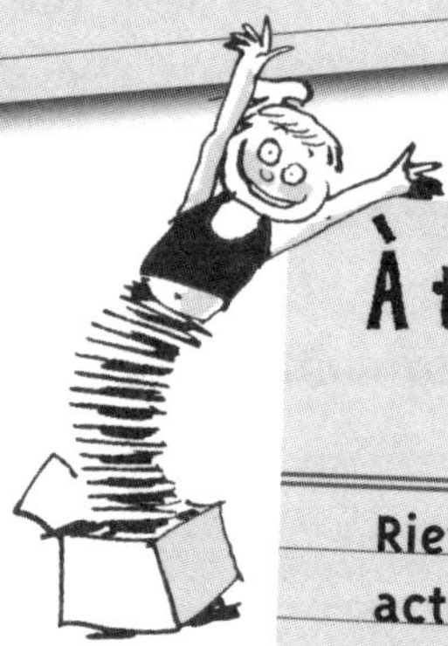

À toi de jouer ! (suite)

Rien de tel qu'une activité agréable qui t'occupe l'esprit pour te faire oublier ton mal. À l'inverse, si tu passes ton temps à penser à ta douleur, tu risques d'avoir encore plus mal.

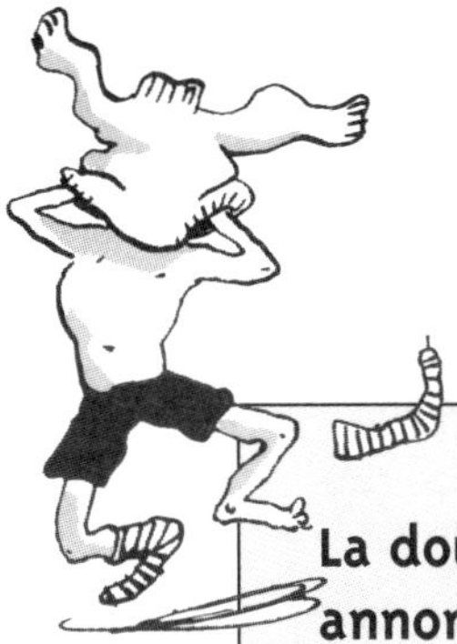

En coulisses

La douleur est une alarme qui résonne pour annoncer au cerveau qu'une partie du corps s'est fait mal. Nous avons en effet sous la peau, dans les muscles, les articulations, les organes, des milliers de petits récepteurs qui enregistrent les sensations douloureuses : piqûre, brûlure, coup ou choc.

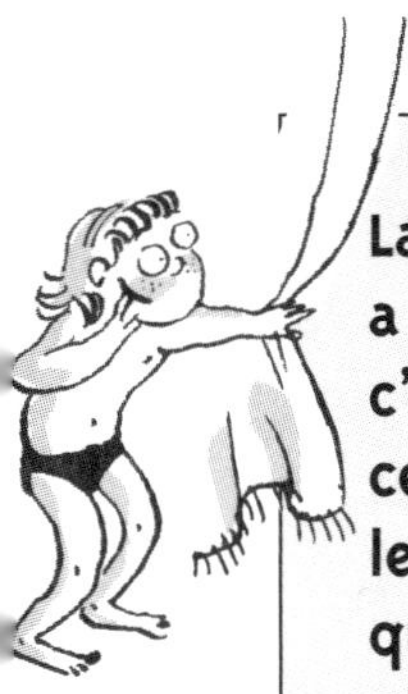

En coulisses

La douleur est souvent liée à la peur. Plus on a peur d'avoir mal, plus on a mal. Parfois c'est même l'inquiétude des autres (surtout celle de nos parents !) qui augmente la douleur : on se dit que, s'ils sont inquiets, c'est que notre cas est sérieux, et l'on a encore plus mal. Il peut aussi arriver que, sans qu'on s'en rende compte, on exagère sa douleur pour attirer l'attention des autres.

SUR LE BOUT DE LA LANGUE

« La douleur embellit l'écrevisse. »
Proverbe russe

Je n'aime pas qu'on me touche

Toucher, être touché(e), c'est entrer en communication avec les autres par la peau. C'est très intime et parfois on n'en a pas envie.

Toucher quelqu'un, poser sa main sur son épaule, le prendre dans ses bras ou l'embrasser, c'est entrer directement en contact avec lui. Certaines personnes aiment toucher et être touchées, d'autres moins. Toutes les sensations que donne le toucher n'évoquent en effet pas les mêmes sentiments chez tout le monde. Cela dépend souvent des habitudes de notre famille et de la culture de notre pays.
À certains moments, dans la vie, on n'a pas (ou plus) envie d'être touché, chatouillé ou câliné, surtout par ses parents, parce qu'on se trouve trop grand. À d'autres moments au contraire, on a très envie de ce contact, mais on n'ose pas le provoquer ou le demander. Par exemple, lorsqu'on est amoureux, mais encore timide.

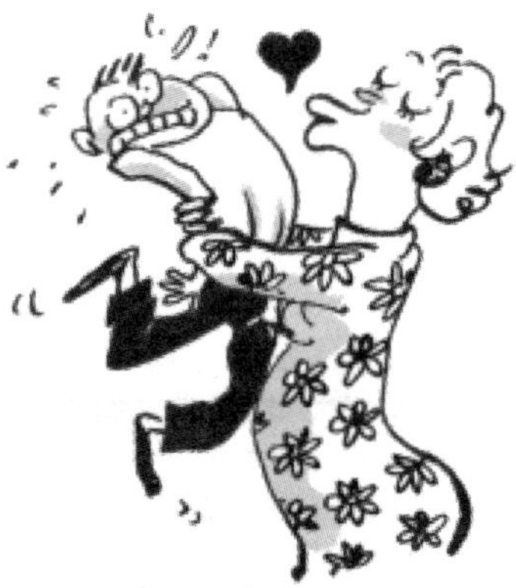

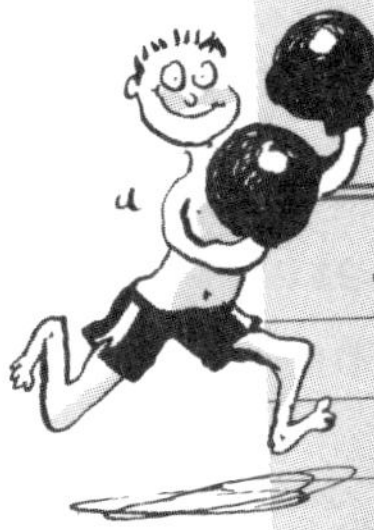

À toi de jouer !

Tu peux, avec tes mots, faire comprendre aux autres que tu as envie ou pas envie d'être touché(e) par eux. Car personne n'a le droit de te toucher si tu n'es pas d'accord.

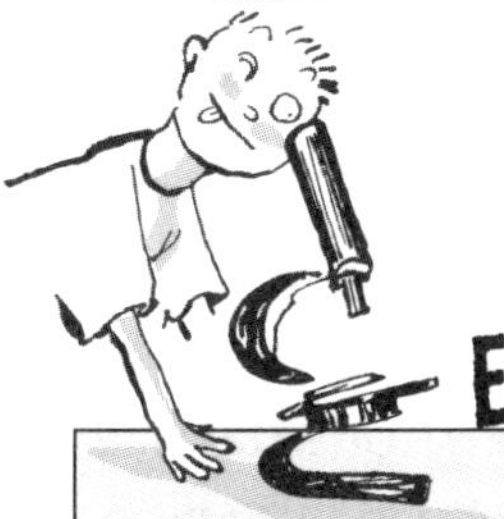

En coulisses

Ta peau est équipée de milliers de petits récepteurs qui réagissent lorsqu'on la touche ou même l'effleure. Certains endroits de ton corps sont plus sensibles au contact que d'autres, parce qu'ils sont dotés de plus de récepteurs. Ce sont souvent des endroits où la peau est plus fine, plus douce et où elle rougit plus facilement. Le bout des doigts est une des zones du corps les plus sensibles au toucher : il possède mille cinq cents récepteurs au centimètre carré !

SUR LE BOUT DE LA LANGUE

« Le regard permet aux timides de se toucher avec les yeux. » Sim

Je suis empoté(e)

Tu as l'impression que ton corps n'en fait qu'à sa tête et qu'il refuse de t'obéir ! C'est peut-être parce que ta tête et ton corps ne communiquent pas assez.

Dans notre cerveau, il y a une place pour chaque partie de notre corps. Le nez, les bras, les pieds ont chacun un petit territoire, qui leur appartient, dans le cortex, c'est-à-dire l'écorce du cerveau. Certaines parties du corps ont la chance d'occuper une assez grande « aire », d'autres n'en ont qu'une minuscule. La taille de ce territoire dans le cerveau dépend, entre autres choses, de chacun. On peut apprendre au cerveau à reconnaître des parties du corps qu'il connaît encore mal. On bougera alors mieux, tout simplement parce qu'on connaîtra mieux son corps.

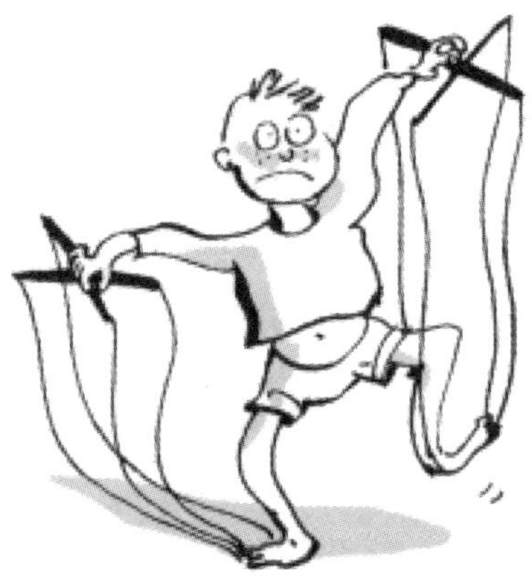

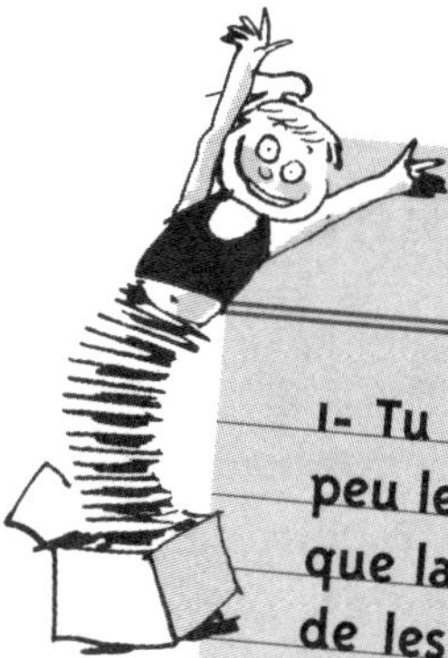

À toi de jouer !

1- Tu es debout, pieds nus. Écarte un peu les pieds, mais pas trop (pas plus que la largeur de tes hanches). Essaie de les rendre parallèles, c'est-à-dire regardant tous les deux dans la même direction : devant toi.

2- Demande à ton gros orteil du pied droit de s'écarter des autres doigts de pied en allant vers la gauche. Il ne doit pas se soulever, juste s'écarter en glissant sur le sol. Concentre-toi sur cette action jusqu'à ce que ton pouce de pied arrive à se déplacer. Même s'il ne fait qu'un minuscule mouvement, c'est bien !

3- Écarte maintenant le « petit dernier », le cinquième orteil. Il ne doit pas se soulever. Là encore, insiste !

4- Maintenant compare tes deux pieds. Le droit a découvert quelque chose, le gauche pas encore. Ne les sens-tu pas différents ? Ton cerveau aussi est différent, il connaît désormais de nouveaux muscles, dont le travail est d'écarter tes orteils. Il y a un peu plus de place pour tes pieds dans ton cortex !

À toi de jouer ! (suite)

1- Tu es allongé(e) à plat dos par terre, avec les jambes fléchies. Soulève ta jambe droite et amène ta cuisse droite vers ta poitrine, en posant ta main droite sur ton genou droit. Puis fais tourner ton pied droit, toujours dans le même sens. Ne va pas trop vite. Observe ce que tu fais : le cercle de ton pied est-il rond ou un peu carré ? Tournes-tu ton pied seulement ? Ta jambe n'est-elle pas, elle aussi, en train de bouger ? Ou ta cuisse ? Ou ta tête ?

2- Maintenant tourne ton pied dans l'autre sens. Observe encore une fois ce que tu fais.

3- Déplie un peu ta jambe et oriente ta plante de pied vers le plafond. Essaie encore de tourner ton pied. Qu'est-ce qui tourne : juste ton pied ou un peu ta jambe ?

Ce n'est pas toujours facile de faire un mouvement sans en exécuter un autre en même temps. Il nous arrive pourtant souvent de faire plein de choses avec notre corps sans que nous le voulions et sans que nous nous en rendions compte.

SUR LE BOUT DE LA LANGUE

« Un chat avec des moufles n'attrape pas de souris. » Proverbe grec

J'ai mal au dos

Parfois les muscles de ton dos se serrent et se nouent. C'est douloureux, mais tu peux les aider à se relâcher.

Se serrer, s'étirer, c'est le travail habituel des muscles. Ils passent leur temps à cela. Quand on court, tape dans une balle ou se penche, une série de muscles entrent en action. Ils se contractent, s'étirent, et le mouvement se fait. Dès qu'on arrête, ils se relâchent et retrouvent la forme qu'ils avaient au départ. Ils sont au repos. Il arrive cependant qu'une partie du muscle n'arrive pas à se décontracter complètement. Elle garde en elle une petite tension. C'est cette contracture qui fait mal. Parfois on peut même la sentir sous ses doigts, c'est comme un petit paquet tout dur ou un nœud sous la peau. Mais ce n'est pas grave, la contracture s'en ira probablement toute seule. Si la douleur revient souvent, certains mouvements peuvent soulager le dos.

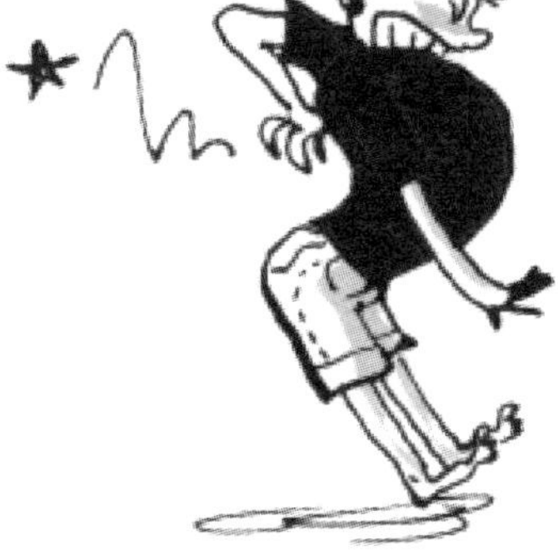

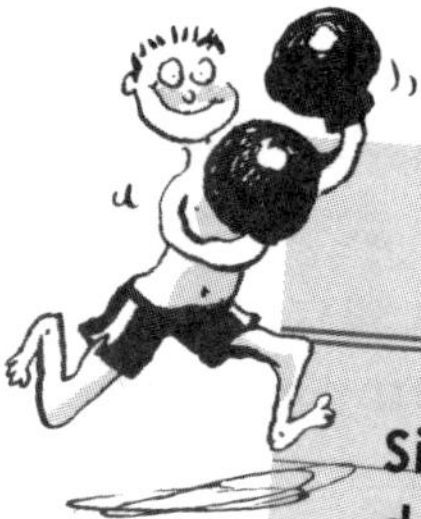

À toi de jouer !

Si tu as tout le temps mal au dos, parles-en à tes parents. Tu peux masser doucement (ou faire masser) les zones douloureuses de ton dos en tournant délicatement autour de la petite bosse de la contracture.

Six règles simples pour protéger ton dos :

1- Évite les cartables trop lourds. Dès que tu le peux, pense à retirer ce dont tu n'as pas besoin.

2- Préfère le sac à dos à la sacoche, mais porte-le sur tes deux épaules en réglant les sangles à la même hauteur.

3- Quand tu te lèves du lit, tourne sur toi-même, roule-toi en boule et sers-toi de tes mains et de tes jambes.

4- Quand tu sautes, atterris sur tes orteils, pas sur tes talons.
5- Quand tu portes quelque chose de lourd, serre fort les muscles de ton ventre. Ils partagerons ainsi l'effort avec ceux de ton dos.
6- Quand tu te penches pour attraper une chose, plie les genoux plutôt que de te « casser » en deux à partir des hanches.

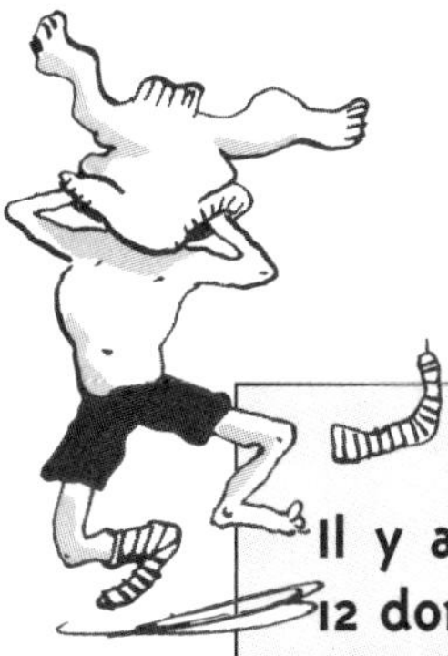

En coulisses

Il y a 33 vertèbres au total : 7 cervicales, 12 dorsales, 5 lombaires, 5 sacrées (soudées ensemble, elles forment un os qui s'appelle le sacrum), 4 coccygiennes (elles forment le coccyx).

SUR LE BOUT DE LA LANGUE

« Les épaules aiment le dos à la folie, le dos ne le sait pas. » Proverbe martiniquais

J'ai des crampes

Ce sont tes muscles qui se bloquent et se contractent. Ils deviennent durs et douloureux.

Les crampes surviennent quand on demande aux muscles de faire un mouvement dont ils n'ont pas l'habitude. Pour obéir au cerveau qui leur a donné l'ordre de ce mouvement, ils se contractent mais sans y arriver vraiment. Ils ne savent pas bien le réaliser et l'effectuent trop brusquement. Cela déclenche une sorte de spasme, comme une forte crispation, et c'est très douloureux.

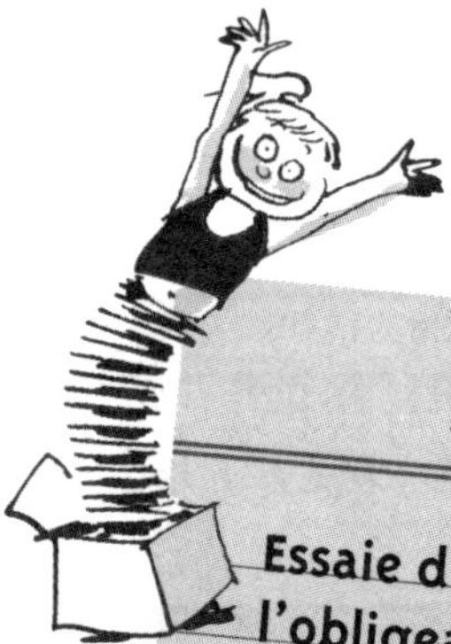

À toi de jouer !

Essaie d'étirer le muscle contracté en l'obligeant à travailler. Si tu as des crampes au mollet, pousse ton talon. Pour une crampe au pied, mets-toi debout et marche. Tu peux aussi masser le muscle bloqué.

À toi de jouer ! (suite)

Si tu as des crampes la nuit, cela peut venir d'un manque de sels minéraux, notamment de magnésium et de potassium. Mange des bananes, des noix et des pamplemousses, qui en contiennent beaucoup.

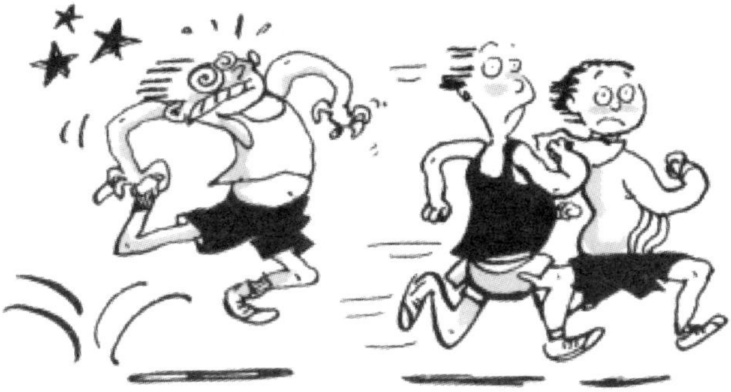

SUR LE BOUT DE LA LANGUE

« Les idées fixes sont comme des crampes, par exemple au pied... Le meilleur remède, c'est de marcher dessus. » Søren Kierkegaard

J'ai des courbatures

Bouge plus souvent, tu verras qu'elles ne reviendront plus.

Les courbatures arrivent souvent lorsqu'on s'est lancé dans un nouveau sport ou un un exercice physique ayant sollicité des muscles qui n'ont pas l'habitude de travailler. Voici ce qui se passe : quand les muscles entrent en action, ils consomment de l'énergie qu'ils puisent dans le sang. En brûlant cette énergie, ils produisent des déchets. Le principal déchet est l'acide lactique. Normalement, cet acide est éliminé régulièrement par le corps. Mais quand un muscle n'a pas l'habitude d'être stimulé, il n'arrive pas à se débarrasser de tous ses déchets. C'est leur accumulation qui donne la sensation douloureuse de la courbature.

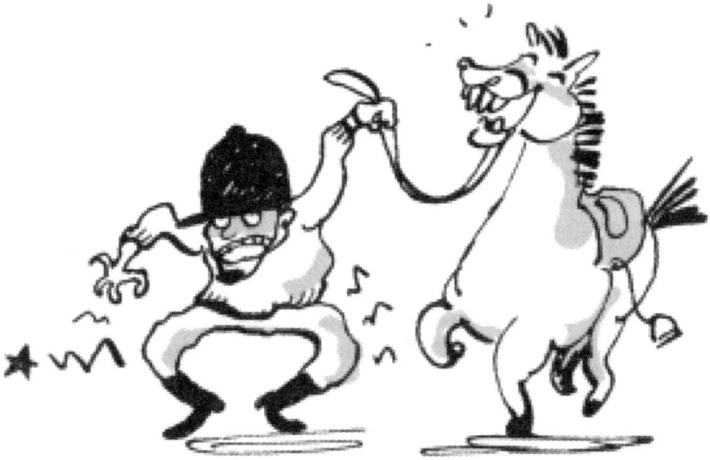

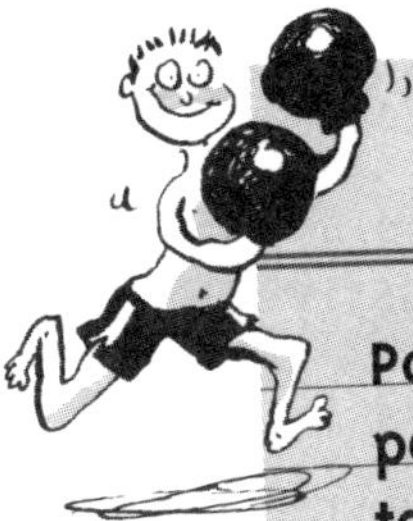

À toi de jouer !

Pour faire disparaître tes courbatures, tu peux prendre un bain chaud ou te masser tout doucement comme le font les sportifs.

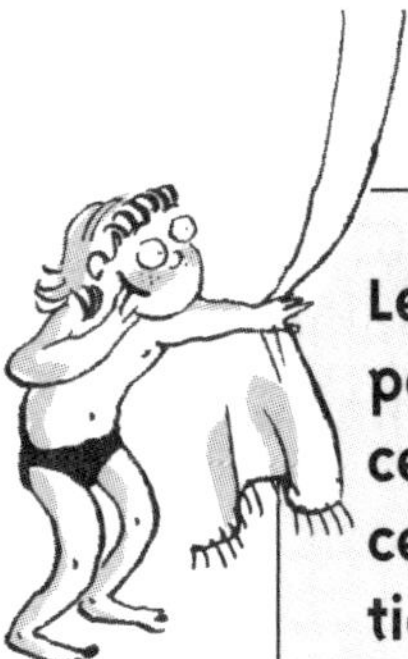

En coulisses

Les muscles pèsent presque la moitié du poids du corps. Il en existe environ sept cents ! Certains sont courts, d'autres longs ; certains minces, d'autres épais ; certains verticaux, d'autres horizontaux ou encore obliques. Tous vont d'un os à un autre et y sont fixés par des tissus fermes appelés tendons. Les muscles sont comme des élastiques, chauds et vivants, capables de faire bouger tous les os du squelette. Ils travaillent presque toujours en groupe pour répondre aux instructions du cerveau.

SUR LE BOUT DE LA LANGUE

« Ah ! Si tout le jour je me sentais aussi bien qu'au sortir du bain... » Ryokan

J'ai un point de côté

Ah, le redoutable point de côté ! Pour éviter qu'il ne survienne, lance-toi progressivement dans l'effort.

Le point de côté est facile à reconnaître : c'est une douleur aiguë comme une pointe. Elle nous saisit entre deux côtes et refuse de s'en aller. Résultat : on doit s'arrêter au beau milieu d'une course ou d'un jeu ! Ce fameux point fauche toujours en plein effort, quand on respire vite. Le point de côté est en effet une crampe du muscle qui permet de respirer : le diaphragme. C'est comme si ce muscle en avait assez de travailler comme un fou, alors il proteste en « crampant ».

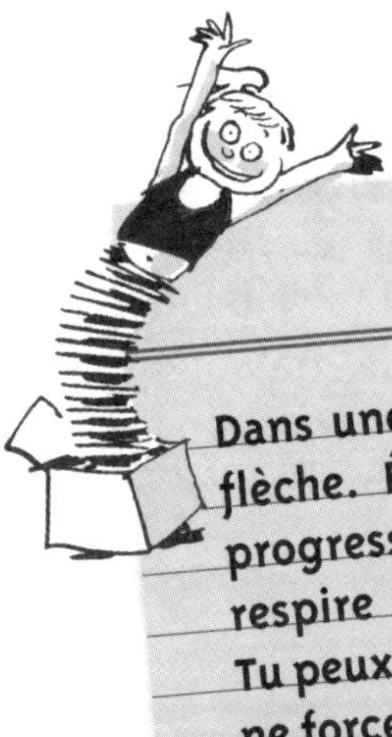

À toi de jouer !

Dans une course, ne pars pas comme une flèche. Échauffe-toi d'abord, et accélère progressivement de toute façon. Surtout respire tranquillement et abondamment. Tu peux souffler par la bouche ouverte, mais ne force pas l'air à sortir en faisant du bruit et en serrant les lèvres.

À toi de jouer ! (suite)

Quand le point est là, arrête-toi de courir et marche en respirant profondément. Si tu es très courageux(se) ou très pressé(e), tu peux essayer de traiter ta crampe par le mépris et continuer à courir malgré la douleur. Peu à peu, d'autres muscles respiratoires, situés entre chacune de tes côtes, vont relayer ton diaphragme et te permettre de respirer. Pendant qu'ils seront en action, ton diaphragme travaillera moins. Après ces quelques instants de répit, il pourra repartir au boulot.

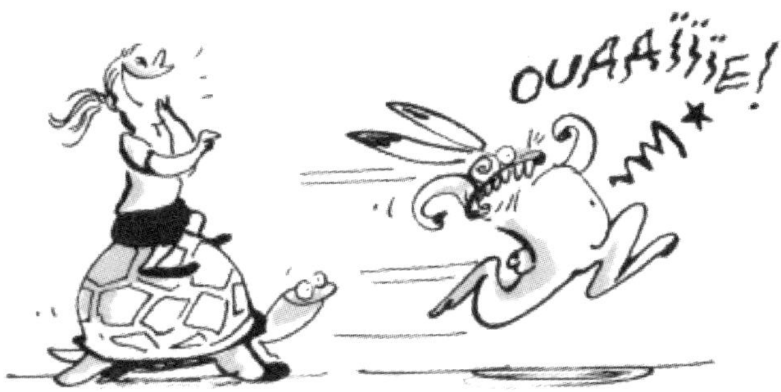

SUR LE BOUT DE LA LANGUE

« L'humanité se divise en trois catégories : ceux qui ne peuvent pas bouger, ceux qui peuvent bouger et ceux qui bougent. »
Benjamin Franklin

Parfois je n'arrive pas à m'endormir

C'est agaçant et... fatigant. Tu peux changer quelques habitudes qui t'empêchent de trouver le sommeil.

On ne sait pas exactement pourquoi on dort, mais on pense que le sommeil est une période où le corps se repose et se répare. On a donc besoin de dormir... mais pas forcément autant que son meilleur copain ou sa meilleure copine. Le nombre d'heures de sommeil nécessaires dépend en partie des gènes, et il y a des petits et des gros dormeurs ! Entre dix et quatorze ans, on a besoin d'environ dix heures de sommeil par nuit, mais c'est une moyenne.

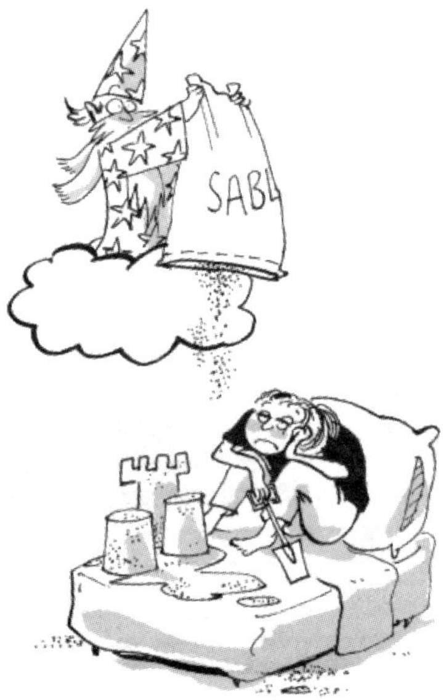

À toi de jouer !

Dors-tu suffisamment ? Voici les signes d'un manque de sommeil :

Tu bâilles en classe et tu as envie de dormir vers dix, onze heures le matin ou vers seize, dix-sept heures l'après-midi.

Le week-end, tu dors plus longtemps le matin, peut-être même jusqu'à midi. Tu récupères ainsi les heures de sommeil perdues !

La grasse matinée du week-end n'est cependant pas une habitude à prendre, tu risques d'avoir encore plus de mal à t'endormir le dimanche soir.

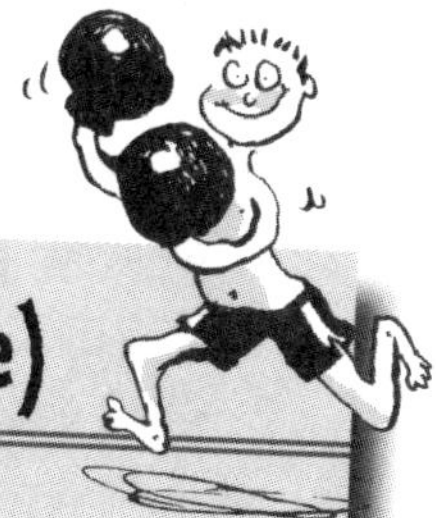

À toi de jouer ! (suite)

Cinq règles pour bien t'endormir :

1- Chauffe peu ta chambre.

2- Avant de te mettre au lit, évite de faire de l'exercice et, contrairement à ce qu'on dit souvent, de prendre un bain chaud. Tu ne dois en effet surtout pas augmenter la température de ton corps.

3- Couche-toi et lève-toi toujours à la même heure.

4- Dîne tôt et légèrement.

5- Évite les aliments riches en vitamine C après seize heures : orange, citron, pamplemousse...

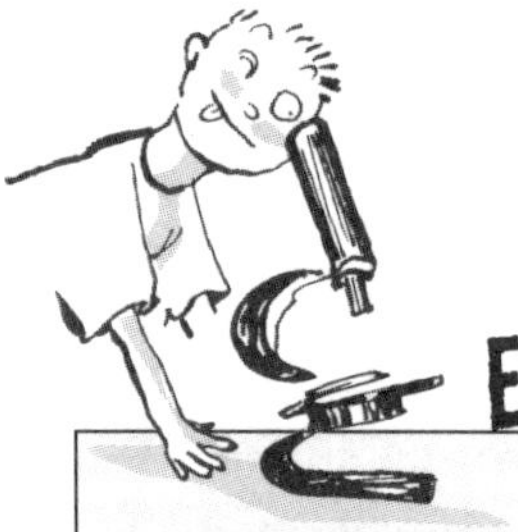

En coulisses

Au début de la nuit, on dort d'un sommeil léger. Puis on entre dans une phase de sommeil lent, où le cerveau marche au ralenti. Ensuite, on passe à une phase de sommeil appelé paradoxal, où l'on pense beaucoup et où les yeux remuent sous les paupières ; c'est aussi le moment où l'on rêve. Ces deux phases de sommeil, lent et paradoxal, durent à peu près quatre-vingt-dix minutes. Au cours de la nuit, elles se répètent environ cinq fois.

SUR LE BOUT DE LA LANGUE

« Celui qui se lève tard ne voit pas le lézard en train de se brosser les dents. »
Proverbe masaï

Je bâille tout le temps

C'est que tu as de bonnes raisons de bâiller. Ne t'inquiète pas, bâiller est bon pour la santé !

Quand on fait partie de la catégorie des grands bâilleurs, on n'y peut rien ! Il y a en effet des grands et des petits bâilleurs, comme il y a des grands et des petits dormeurs. Beaucoup de choses peuvent déclencher un bâillement. La première, la plus connue, est la fatigue. On peut cependant aussi bâiller en se réveillant, cela ne veut pas dire qu'on est fatigué, mais qu'on est encore ensommeillé. L'ennui est aussi un grand déclencheur de bâillements, tout comme la digestion d'un gros repas ou la sensation d'une petite faim. Pourquoi t'en priver ? Et si on te fait des remarques, explique qu'il est impossible d'empêcher le processus une fois qu'il est lancé. Par contre, il est recommandé de mettre sa main devant sa bouche !

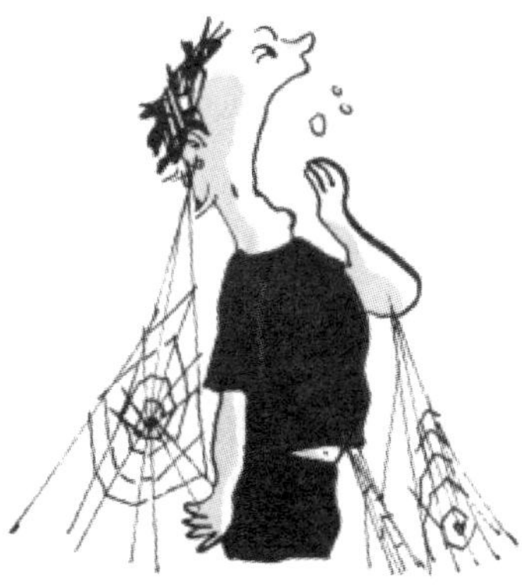

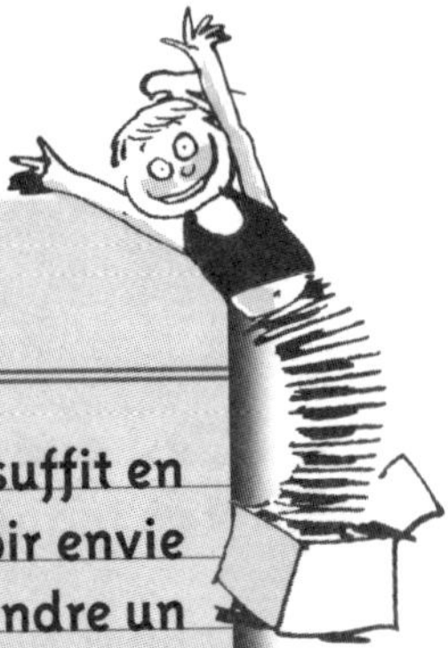

À toi de jouer !

Pour faire bâiller tes copains, bâille ! Il suffit en effet de voir quelqu'un bâiller pour avoir envie de l'imiter. Parfois il suffit même d'entendre un bâillement, ou de parler de bâillement, ou d'y penser, pour avoir envie de s'y mettre. Au fait, combien de fois as-tu bâillé en lisant ce texte ?

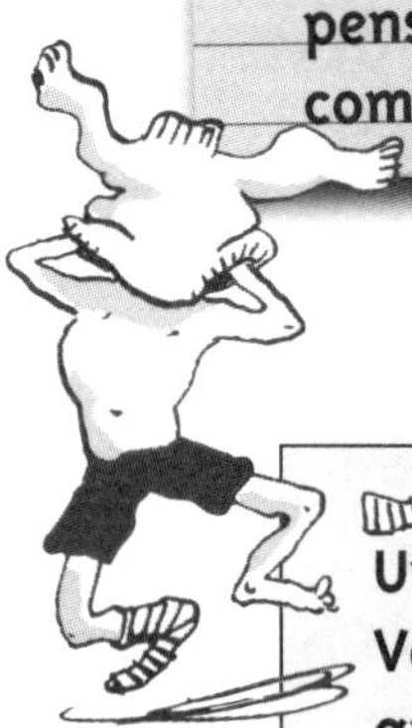

En coulisses

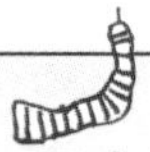

Un bâillement dure entre cinq et dix secondes. Voici ce qui se passe : on ouvre la bouche en grand et on inspire largement et profondément, la gorge pouvant alors quadrupler de diamètre. Les muscles du visage se contractent et font grimacer. Les yeux se ferment un peu et les oreilles se bouchent. On perd brièvement contact avec le monde extérieur. Puis on souffle en faisant du bruit, mais sans effort et plutôt lentement. Le visage se relâche, une larme perle à la paupière, une goutte de salive déborde des lèvres, la bouche se referme et une sensation de bien-être se répand dans le corps.

SUR LE BOUT DE LA LANGUE

« Un bon bâilleur en fait bâiller deux. » Proverbe français

Je déteste me laver

Tu trouves que c'est une perte de temps ? Tu n'aimes pas l'odeur du savon ? Tu as peur d'avoir froid en sortant de l'eau ? Se laver est pourtant très utile !

Rien de tel qu'un bon bain ou, mieux encore, une bonne douche pour débarrasser la peau de tout ce qui l'encombre. Celle-ci est en effet un organe vivant sécrétant un certain nombre de substances qui s'accumulent à sa surface. Ce sont :

- la sueur, qui s'échappe des deux millions de petits trous appelés pores ;
- le sébum, une espèce de graisse qui rend la peau souple et imperméable (c'est grâce au sébum que l'on ne gonfle pas comme une éponge quand on se baigne !) ;
- les vieilles peaux mortes, qui migrent vers la surface lorsqu'elles sont remplacées par de la peau neuve ;
- la poussière et la saleté, qui collent à la peau grâce à la sueur et au sébum !

Alors un petit peu de ménage, avec du savon et en frottant, cela vaut tout de même la peine ! Inutile pourtant de te décaper comme une vieille casserole ! Ta peau se dessècherait ou attraperait quelques rougeurs.

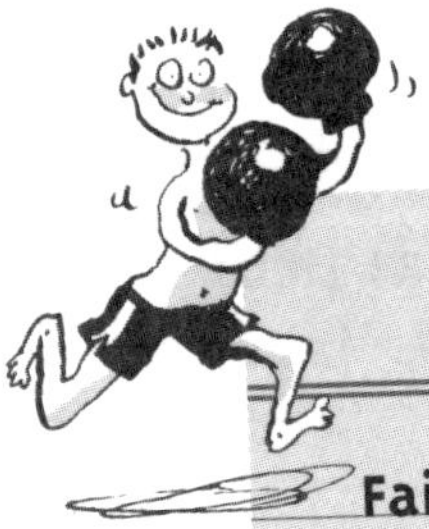

À toi de jouer !

Fais-toi offrir un savon qui sent bon, pourquoi pas en forme d'animal ? Les serviettes et le pyjama qui chauffent sur le radiateur, c'est une bonne idée, non ? Et si ton problème, c'est le temps « perdu » en ablutions, prends donc un livre dans ton bain !

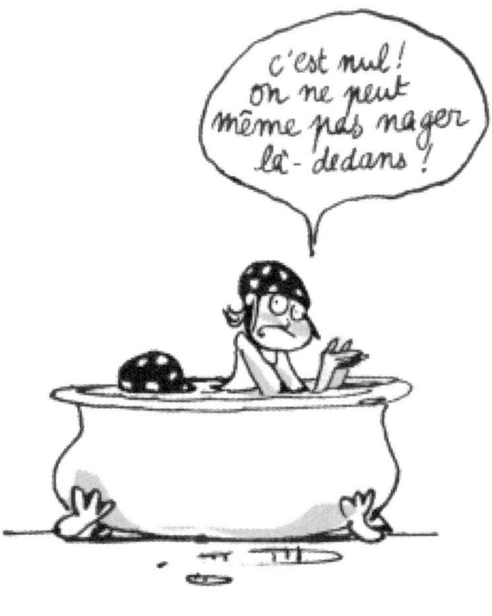
c'est nul ! on ne peut même pas nager là-dedans !

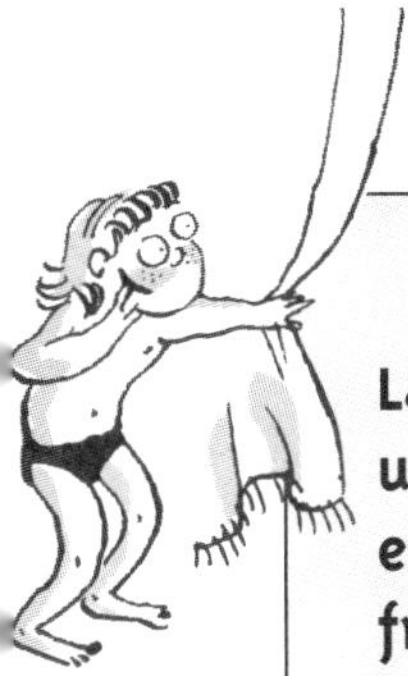

En coulisses

La peau nous recouvre entièrement. C'est une barrière entre notre corps et le monde extérieur. Elle nous protège du chaud, du froid, de la déshydratation, du soleil, des microbes et de la pollution. Elle nous sert aussi d'agent de renseignements. Grâce à elle, on sait ce qui se passe en dehors de notre corps : la chaleur, le vent, les caresses et les coups. Elle est également le témoin de ce qui se passe en nous. Nos émotions, nos sentiments, notre état de santé, notre âge s'affichent et se lisent sur la peau. Nous avons peur, elle pâlit. Nous sommes en colère, elle rougit. Nous avons froid, elle pâlit encore, se hérisse et se contracte. Nous avons chaud, elle transpire. Nous sommes malades ou allergiques à quelque chose, elle se couvre de boutons. Nous nous blessons, elle s'ouvre, puis se referme en laissant une cicatrice. Nous vieillissons, elle se ride...

SUR LE BOUT DE LA LANGUE

« Il vaut mieux se laver les dents dans un verre à pied que les pieds dans un verre à dents. »
Pierre Dac

J'ai le nez qui pèle

Tu as bronzé trop vite et maintenant tu pèles ! C'est normal, tu fais peau neuve.

En réalité, nous pelons en permanence ! Toute notre vie, nous faisons peau neuve, mais aussi cellules, os, muscles, cheveux neufs. Chaque année, nous perdons environ quatre kilos de peau usée et, chaque jour, quatre-vingt-dix cheveux, presque autant de poils et quelques cils et sourcils !
Heureusement, la peau, les cheveux et les poils sont immédiatement remplacés par d'autres que le corps a fabriqués à partir des aliments avalés et transformés. Toutes les cellules du corps se renouvellent de la même manière : chaque minute, elles sont deux cents millions à mourir ! Aussitôt deux cents millions de nouvelles cellules prennent la relève.
Finalement les trois quarts des atomes qui constituent notre corps auront disparu dans un an et auront été remplacés par d'autres. Si bien que l'on n'est jamais chimiquement la même personne. Quand on se regarde dans la glace, on se voit toujours pareil et pourtant on n'est jamais fait des mêmes matériaux que la veille. Notre corps passera son temps à se transformer tout au long de notre vie, remplaçant le vieux matériel par du neuf.

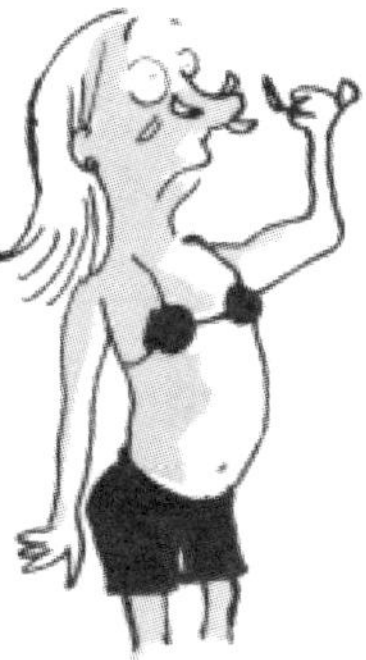

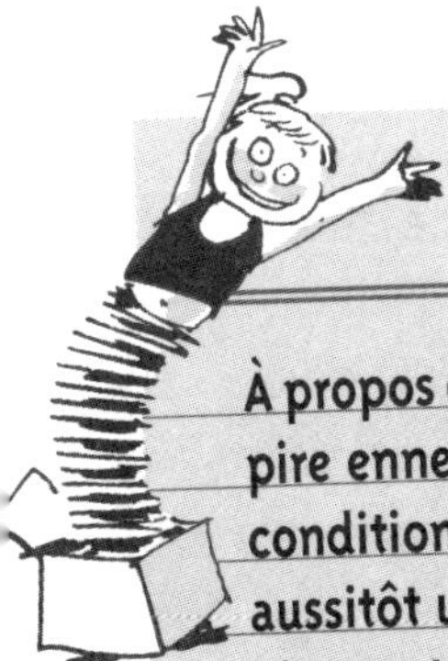

À toi de jouer !

À propos des atomes... Assieds-toi en classe à côté de ton pire ennemi (si tu en as un !) et souffle-lui au visage (à condition toutefois que tu ne sois pas malade). Il aspirera aussitôt une partie du gaz carbonique que tes poumons viennent de rejeter. Ton pire ennemi se retrouvera donc avec une partie de toi qui va pénétrer dans son sang, circuler dans son corps et lui rendre une foule de services ! Nous passons ainsi notre vie à échanger des atomes avec ceux qui nous entourent, même si nous les détestons.

Pour éviter de peler plus que nécessaire, protège-toi du soleil avec une crème solaire à fort indice de protection. Et essaie de ne pas rester à griller sur la plage aux heures les plus chaudes.

SUR LE BOUT DE LA LANGUE

« Comme le serpent qui change de peau au printemps, je veux faire peau neuve. »
Balzac

On me dit que je ne me tiens pas droit(e)

Ce sont les muscles de ton dos qui t'en empêchent pour le moment. Pas de panique, ils peuvent s'allonger.

Les muscles du dos empêchent souvent de se tenir droit. Non pas parce qu'ils ne sont pas assez puissants, comme on pourrait le croire, mais parce qu'ils sont, au contraire, trop forts ! Si forts qu'ils se serrent, se contractent, se raccourcissent et font plier le dos. La solution, c'est d'étirer ces muscles, mais pas n'importe comment, car ils sont très rusés (voir « Je ne suis pas musclé(e) »).

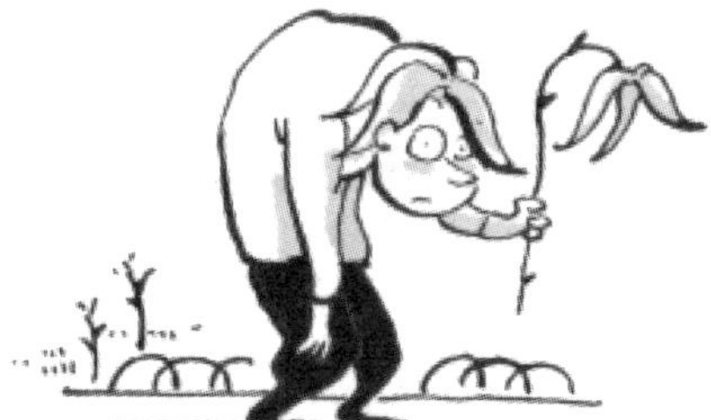

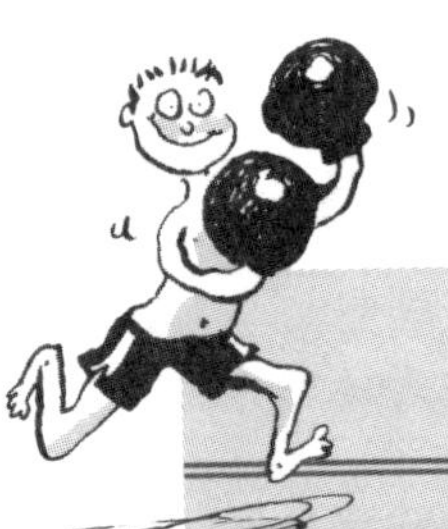

À toi de jouer !

N'essaie pas de rejeter tes épaules en arrière pour t'étirer le dos, cela ne ferait que contracter les muscles qui se trouvent entre tes omoplates, ces deux os plats situés dans le haut de ton dos.

À toi de jouer ! (suite)

Pour faire cet exercice il te faut juste un mur nu.

1- Tu te mets debout, pieds nus. Rassemble tes pieds l'un contre l'autre, à une vingtaine de centimètres du mur.

2- Plie un peu tes genoux.

3- Essaie maintenant de coller ton dos, ta colonne vertébrale, contre le mur : commence par coller ton sacrum, l'os qui se trouve en bas de ta colonne vertébrale (juste au-dessus de tes fesses), puis colle ta taille, et ensuite le milieu et le haut de ton dos. Essaie même de presser ta nuque et l'arrière de ta tête contre le mur.

4- Regarde droit devant toi, ni en haut ni en bas.

5- Maintenant que tu es collé(e) entièrement, plie un peu plus les genoux. Attention ! les pieds, les chevilles, les genoux ont besoin de rester collés ensemble pour que ça marche. Plie un peu plus encore et essaie très lentement de descendre tes jambes.

6- Quand tes cuisses sont presque à l'horizontale, arrête-toi un moment. Puis reprends en sens inverse : remonte lentement, en dépliant peu à peu tes jambes. Garde toujours ton dos bien collé au mur.

Cet exercice allongera ton dos et ta nuque, et fera travailler les muscles de ton ventre et ceux du devant de tes cuisses, qui n'en ont pas souvent l'occasion.

À toi de jouer ! (suite)

Peut-être, sans que tu t'en rendes compte, te penches-tu un peu, te courbes-tu, pour ne pas dépasser les autres et être comme tout le monde, car tu ne veux pas passer pour quelqu'un de dominateur. C'est une habitude très humaine ! Depuis toujours, quand on veut montrer qu'on se soumet, on se fait petit : on se prosterne, on fait la révérence, on soulève son chapeau pour paraître moins grand. Si c'est ton cas, cherche un autre moyen de montrer que tu es sympathique !

SUR LE BOUT DE LA LANGUE

« Si le corps se dresse bien droit, on ne s'inquiète pas si son ombre est de travers. »
Proverbe chinois

J'ai mal à la tête

Cela arrive de temps en temps quand on est malade, fatigué ou inquiet. Pour soulager ta tête, rien de tel que de faire travailler tes pieds !

Il y a souvent des correspondances secrètes entre les différentes parties de notre corps. Il existe ainsi une zone sous ton pied qui correspond au sommet de ta tête. Cet endroit est ce qu'on appelle une zone réflexe. En le massant, tu soulageras ta tête.
Mais si tu as très souvent mal à la tête, tu dois consulter un médecin. Ta douleur peut provenir d'un problème de vision ou d'une sinusite qu'il faut soigner.

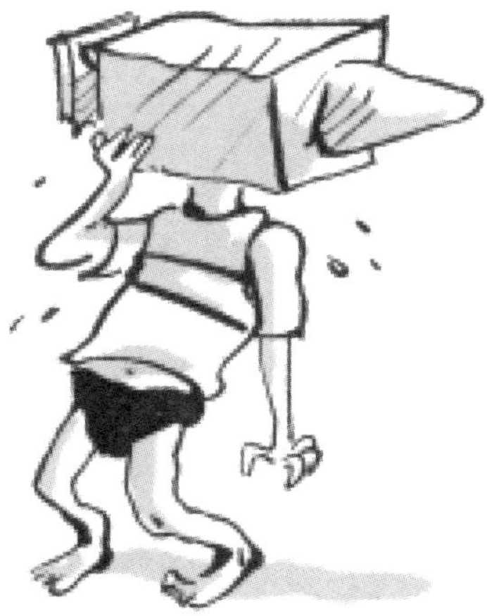

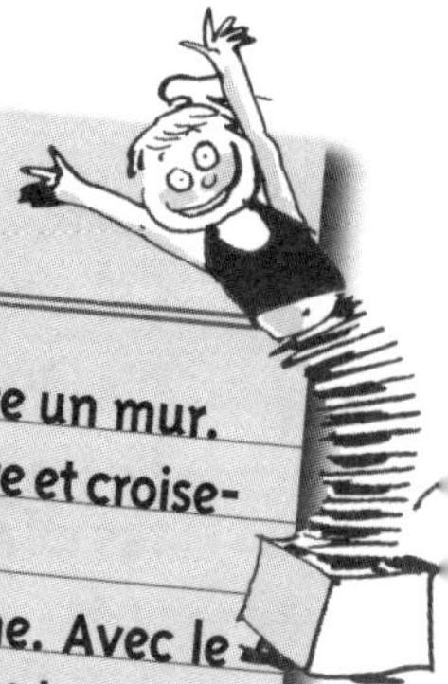

À toi de jouer !

1- Assieds-toi par terre, le dos bien calé contre un mur.
2- Allonge ta jambe gauche. Plie ta jambe droite et croise-la sur ta cuisse gauche.
3- Prends ton talon droit dans ta main gauche. Avec le pouce de ta main droite, masse tranquillement la pulpe (c'est-à-dire le dessous) de ton gros orteil droit en faisant de petits cercles. Utilise ton pouce comme une gomme qui va « gommer » ton mal de tête.
4- Tu peux aussi « gommer » le pli qui est sous ton pied, à la naissance de tes cinq orteils.
5- Fais la même chose avec ton pied gauche.

Attention : ne te tords pas le cou pour regarder ce que tu fais ! Mieux vaut fermer tes yeux et te concentrer sur les sensations de ton pied et de ta main qui se rencontrent.

À toi de jouer ! (suite)

Ouvre en grand ta fenêtre et respire l'air frais ou, si tu le peux, va faire un tour dehors.

SUR LE BOUT DE LA LANGUE

« Il y a eu des vols d'oiseaux, des courants d'air, des migraines qui ont décidé du sort du monde. »
Ernest Renan

J'ai mal au ventre

Quand on est inquiet, on a souvent le ventre qui se serre. Heureusement, on peut le dénouer en le massant doucement.

Notre ventre est très sensible, il a vite fait de se crisper quand on est inquiet ou mal à l'aise. Une dispute, une interrogation écrite, une bêtise dont on se sent coupable, et voilà l'estomac et les intestins qui se tordent. Cela fait mal, mais ce n'est pas grave, et tu peux toi-même soulager ton ventre. Mais si tu as vraiment très mal, ou si tu as mal souvent, parles-en à tes parents et à un médecin.

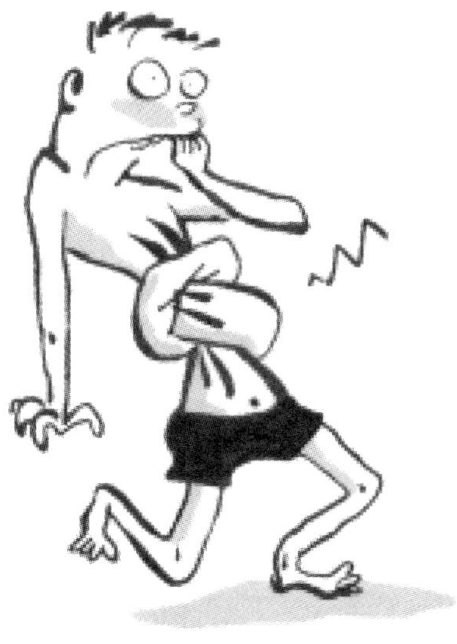

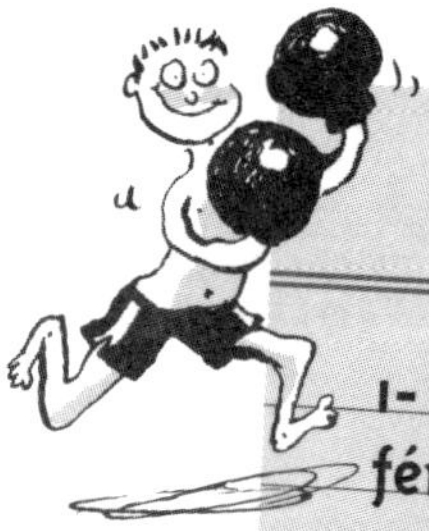

À toi de jouer !

1- Allonge-toi à plat dos sur ton lit (de préférence sans oreiller) et plie tes jambes.
2- Pose ta main droite sur ton ventre et masse-le en tournant très largement autour de ton nombril.
Le sens du massage est important : tu dois suivre le sens des aiguilles d'une montre. Pars du haut de ton ventre et dirige-toi tout droit vers la gauche. Puis descends plus bas que ton nombril et repars vers la droite. De là, remonte au point de départ.
3- Au passage, tu peux rencontrer sous ta main des « bosses » : ce sont ton estomac et tes intestins. Ce geste, que tu répètes en respirant tranquillement et en laissant juste le poids de ta main et de ton bras sur ton ventre, va les dénouer en douceur.

SUR LE BOUT DE LA LANGUE

« J'ai la rate
Qui s' dilate,
J'ai le foie
Qu'est pas droit,
J'ai le ventre
Qui se rentre [...] »
Gaston Ouvrard

Je déteste l'endurance

Courir sans fin autour du stade, pour toi c'est l'horreur ! Que faire pour supporter la corvée ?

Quand on fait de l'endurance, on s'entraîne à supporter un effort musculaire pendant un long moment. Pour y arriver, le cœur joue un grand rôle, car c'est lui qui envoie le sang dans tout notre corps et ainsi approvisionne nos muscles en énergie.
Si tu as du mal à courir sur une longue distance ou à sauter longtemps, c'est sans doute que tu fais partie de ceux dont le rythme cardiaque est plutôt rapide. Tu te fatigues donc plus vite. Cela n'a pas d'importance, sauf si tu veux devenir un « champion » !

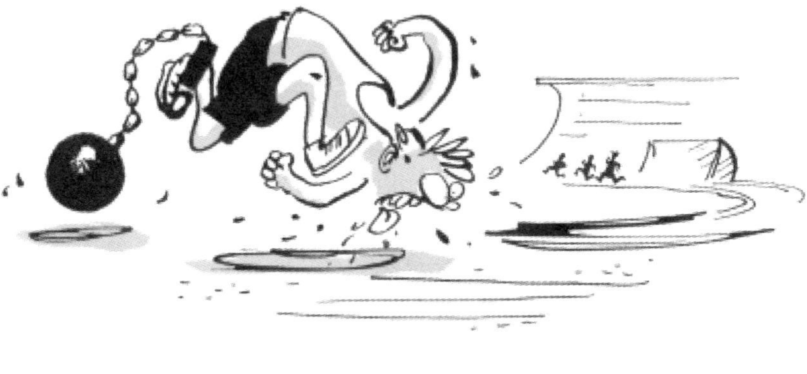

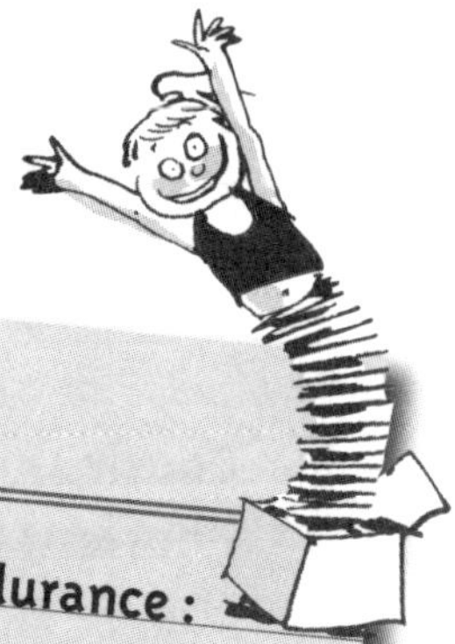

À toi de jouer !

Quelques trucs pour renforcer ton endurance :

1- Mange un aliment plein d'énergie avant de te lancer dans la course : des fruits secs ou une barre de céréales, par exemple.

2- Entraîne-toi : commence par un petit tour de pâté de maisons ou, encore mieux, de jardins. Puis ajoutes-en un autre, et encore un autre. Ton corps s'habituera peu à peu à supporter l'effort physique.

À toi de jouer ! (suite)

Amuse-toi à calculer ton rythme cardiaque, c'est-à-dire la vitesse à laquelle ton cœur bat. Pose ton index et ton majeur à l'intérieur de ton poignet, juste sur une veine. Tu dois sentir sous tes doigts une pulsation : c'est ce qu'on appelle le pouls. Compte le nombre de tes battements en une minute. Un pouls normal bat à environ soixante-douze pulsations par minute. En dessous, on considère que le pouls est lent, et c'est un avantage pour l'endurance.

SUR LE BOUT DE LA LANGUE

« La seule façon d'être suivi, c'est de courir plus vite que les autres. » Francis Picabia

Je suis lent(e)

C'est ton rythme pour le moment. À chacun le sien ! Le tout est d'arriver à l'harmoniser avec celui des autres.

Il y a les rapides et il y a les lents, ceux qui font tout très vite et ceux qui ont besoin de prendre leur temps. Ceux-là aiment réfléchir avant d'agir et s'exécutent lentement. Cela n'a rien de mal et, comme le raconte la fable, la tortue arrive parfois avant le lièvre !

Malheureusement, à l'école ou en famille, on ne respecte pas toujours le rythme des « tortues ». On leur dit de se dépêcher, de se remuer, on les traite de paresseux, et cela les stresse ; finalement, ils sont encore plus lents !

Pour éviter de se faire bousculer, on peut s'organiser afin d'adapter son propre rythme à celui des autres.

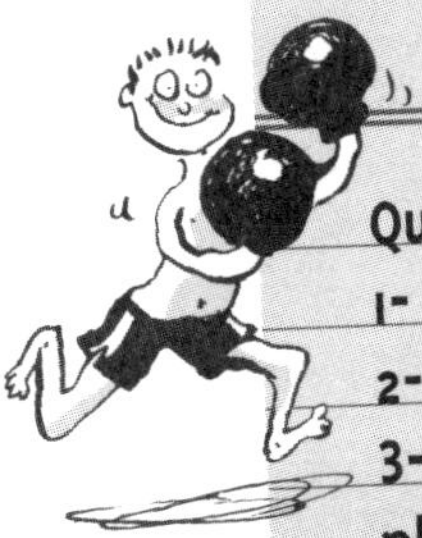

À toi de jouer !

Quelques trucs pour t'aider :

1- Le matin, lève-toi un quart d'heure plus tôt.

2- Prépare tes affaires la veille.

3- Dresse une liste de ce que tu dois faire pour planifier ta journée.

4- Réserve-toi des moments de rêverie et d'inactivité, tu profiteras mieux des moments d'action.

À toi de jouer ! (suite)

Parfois il arrive qu'on soit lent pour une activité et rapide pour une autre. Comme par hasard, on est lent pour ce qui nous ennuie et rapide pour ce qui nous plaît ! Justement, dans la vie, il y a des moments où l'on devient lent parce qu'on n'a plus goût aux choses. On se sent fatigué, découragé, et l'on passe son temps à traîner des pieds.
Si cela t'arrive, il faut en parler à quelqu'un et chercher avec lui ce qui se passe. Ta lenteur est peut-être une manière de dire que tu n'es pas d'accord avec ce qu'on te demande. Tu as sûrement de bonnes raisons pour cela, mais mieux vaut en discuter que de t'enfermer dans une fausse paresse qui ne correspond pas à ton caractère.

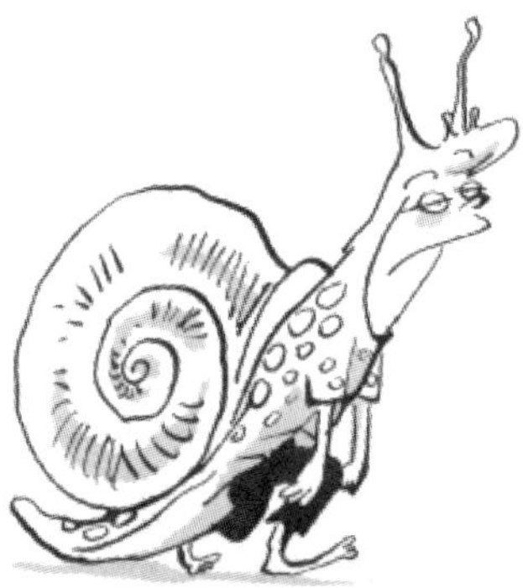

SUR LE BOUT DE LA LANGUE
« Rien ne sert de courir si l'on n'est pas pressé. »
Pierre Dac

J'ai les épaules nouées

Voilà qui nécessite quelques petits massages appropriés !

On a tous un jour ou l'autre mal aux épaules. Le haut de notre dos est alors comme un gros paquet douloureux. Cela arrive, par exemple, quand on a des soucis, comme si ce qui nous préoccupait passait dans notre corps. Ce qui est formidable, c'est que cela fonctionne aussi en sens inverse : en soulageant nos épaules, nos ennuis deviennent plus supportables.

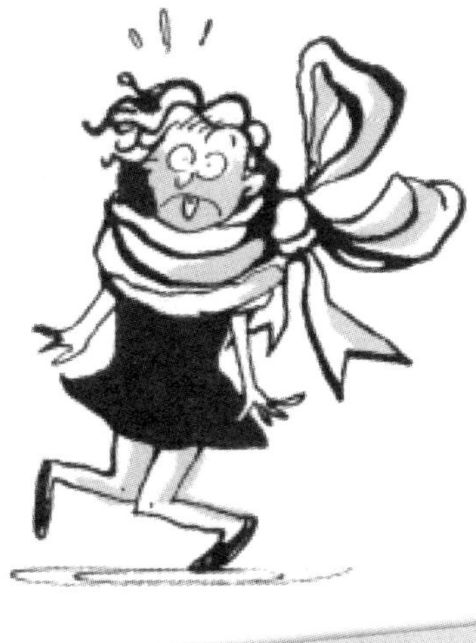

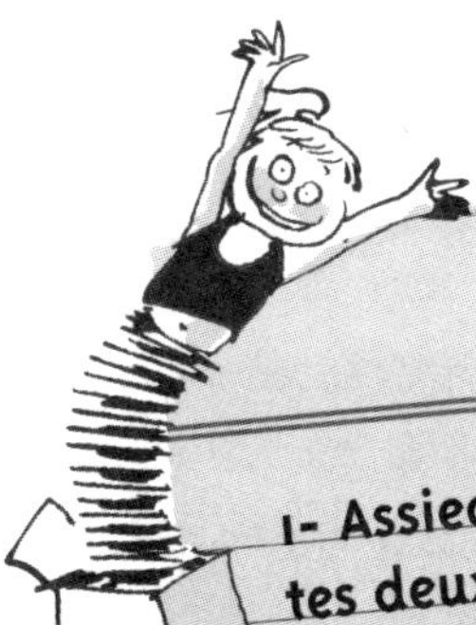

À toi de jouer !

1- Assieds-toi sur une chaise, bien calé(e) sur tes deux fesses.

2- Pose ta main gauche sur le rond de ton épaule droite. Mets en contact le creux de ta main et le rond de ton épaule, et tourne doucement tout autour en caressant ton épaule. Puis glisse ta main sur le haut de ton bras, à l'extérieur d'abord et en avant, puis encore à l'extérieur et en arrière. Tu es sur le trajet d'un nerf important de l'épaule. Continue à faire de petites pressions amicales selon ce même trajet, une dizaine de fois. Attention, presser n'est pas pétrir. Relâche.

3- Pose ta main droite à plat entre le rond de ton épaule et ton cou. Attrape ta peau et tes muscles à cet endroit, et garde-les dans ta main le temps de respirer tranquillement cinq fois. Relâche.

4- Mets-toi debout, les bras pendants. Compare tes côtés : comment se place ton épaule droite ? Et ton épaule gauche ? Essaie de percevoir les côtés de ton visage : lequel te semble plus ouvert, plus épanoui ? Et le contour de ton œil ? Ta pommette ? Le coin de ta bouche ?

5- Ferme tes yeux, presse tes paupières l'une contre l'autre (mais pas avec tes mains, seulement avec les muscles de tes paupières). Presse fortement. De quel côté tes paupières sont-elles plus actives ? De quel côté ressens-tu le plus d'énergie ?

SUR LE BOUT DE LA LANGUE

« Quand on lui marche sur les pieds,
le serpent hausse les épaules. » Stéphane Collaro

Je suis de plus en plus poilu(e)

Dis-toi qu'avant, quand tu étais encore un singe, tu avais des poils partout ! Tu ne t'en plaignais d'ailleurs pas !

Nous avons perdu la plus grande partie de nos poils il y a plusieurs centaines de millions d'années. Les savants ne sont pas tous d'accord sur les raisons de la perte de cet isolant qui nous protégeait du froid et du soleil. Était-ce pour nous débarrasser des parasites qui ont commencé à nous infester lorsque nous nous sommes installés dans des cavernes ? Était-ce pour avoir moins chaud (nous avions découvert le feu, notre pelage n'était plus si nécessaire) ? Était-ce pour courir plus vite après nos proies ? Ou pour être plus séduisant ?!
Il nous reste aujourd'hui environ un million de poils, dont la plupart sont minuscules et quasi invisibles. À part quelques touffes sur la tête (150 000 cheveux), aux aisselles (12 000 poils), sur le pubis (7 000), les sourcils (1 400) et les cils (300).

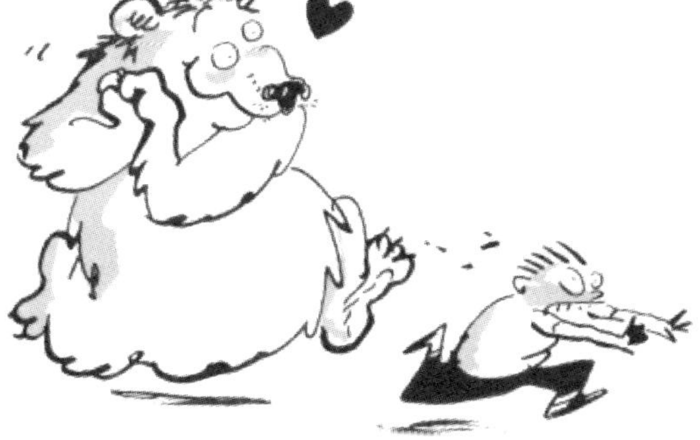

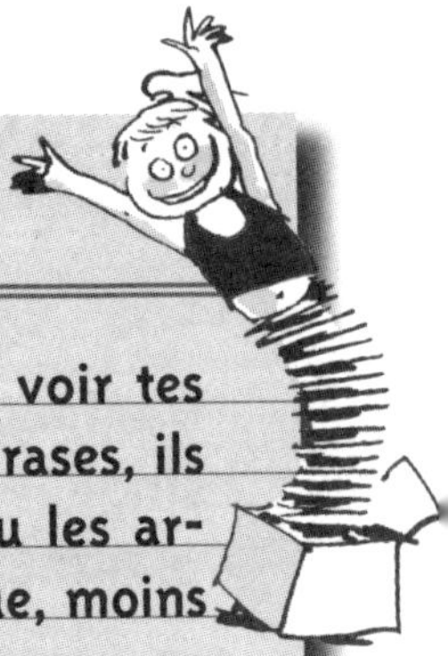

À toi de jouer !

Content(e) ou pas content(e) de voir tes poils pousser ? Sache que, si tu les rases, ils repousseront plus drus. Mais si tu les arraches, ils repousseront, à la longue, moins costauds. Dans tous les cas, la peau ne réagira pas toujours bien à ce qu'elle considère comme une agression. Elle pourra rougir, s'irriter ou faire surgir un bouton.

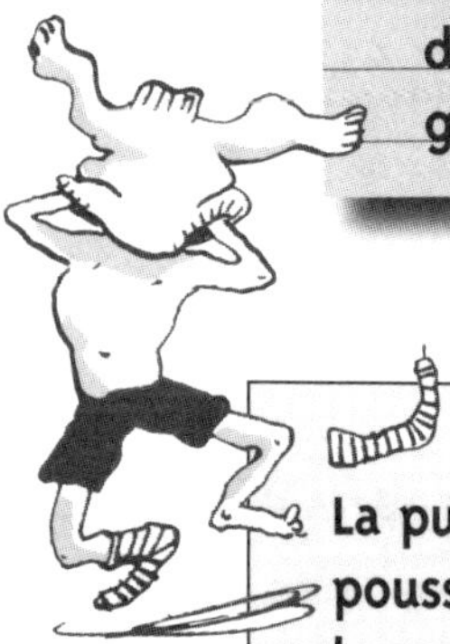

En coulisses

La puberté est l'âge des poils ! Ils se mettent à pousser sur certaines parties du corps. D'ailleurs le mot « puberté » vient du latin *pubis*, qui signifie « poil ».

Entre le sixième et le huitième mois de notre vie, alors que nous étions encore dans le ventre de notre mère, notre corps était presque entièrement recouvert d'un fin duvet qui n'a disparu que juste avant la naissance. C'est pourquoi les prématurés naissent parfois avec leur duvet... mais ils le perdent bien vite.

SUR LE BOUT DE LA LANGUE

« La providence a mis du poil au menton des hommes pour qu'on puisse de loin les distinguer des femmes. » Épictète

J'ai besoin de lunettes

Alors tu es comme une personne sur deux en France ! De petits mouvements pourront t'aider cependant à améliorer ta vue.

Lorsqu'on a un défaut de la vue, c'est parce que l'œil n'est pas assez rond. S'il est trop « long », c'est la myopie : on voit nettement ce qui est près et trouble ce qui est loin. S'il est trop « court », c'est l'hypermétropie : on voit nettement ce qui est loin et trouble ce qui est près. S'il est irrégulier, c'est l'astigmatisme : on a du mal à voir le sens des rayures. À chaque problème de vue correspondent des verres de lunettes différents.

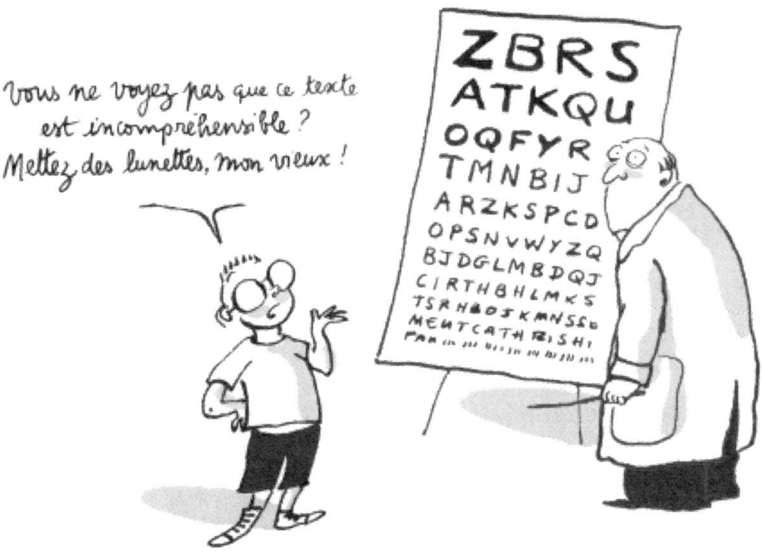
Vous ne voyez pas que ce texte est incompréhensible ? Mettez des lunettes, mon vieux !
ZBRS
ATKQU
OQFYR
TMNBIJ
ARZKSPCD
OPSNVWYZQ
BJDGLMBDQJ
CIRTHBHLMKS

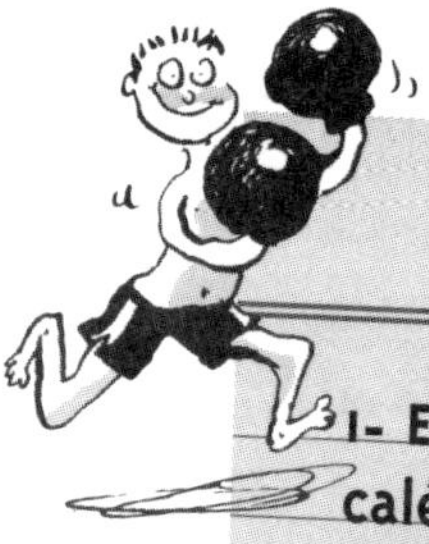

À toi de jouer !

1- Enlève tes lunettes et assieds-toi par terre, le dos calé contre le mur.
2- Plie ta jambe gauche, pose ton coude gauche sur ta cuisse et mets ta main sur ton œil gauche, comme un cache de pirate, sans écraser ton œil. L'œil peut rester ouvert, mais il ne doit rien voir ! Maintenant regarde le plafond avec ton œil droit. Puis regarde le sol, et de nouveau le plafond. Continue ainsi à faire monter et descendre ton œil droit pendant environ une minute. N'oublie pas de respirer profondément.
3- Maintenant, toujours avec ton œil gauche caché, jette un coup d'œil à droite avec ton œil droit. Puis un coup d'œil à gauche, et de nouveau à droite. Continue ce va-et-vient pendant environ une minute.
4- Arrête ce mouvement et, ton œil gauche toujours caché, fais tourner ton œil droit pour qu'il décrive un grand cercle tout autour de la pièce pendant encore une minute.
5- Maintenant retire ta main gauche de ton œil et ferme tes deux yeux. Puis presse tes paupières (pas avec tes mains, juste avec la force de tes paupières !). Peut-être as-tu l'impression que ton œil droit se presse mieux. Il a en effet plus de force, car il est moins contracté. Peut-être as-tu l'impression de voir mieux avec ton œil droit, plus clair, plus loin et avec plus de clarté ?
6- Fais la même chose avec ton œil gauche, en cachant ton œil droit.

À toi de jouer ! (suite)

On dit souvent aux enfants de ne pas regarder en coin, de ne pas loucher, de ne pas lever les yeux au ciel, de ne pas fixer les gens droit dans les yeux. On dirait qu'il y a des manières incorrectes de regarder... C'est dommage, parce que tous ces mouvements sont très bons pour tes yeux, surtout si tu portes des lunettes. Tes yeux ont en effet besoin de bouger pour se libérer de certaines tensions qui se sont installées dans leurs muscles, sans même que tu le saches.

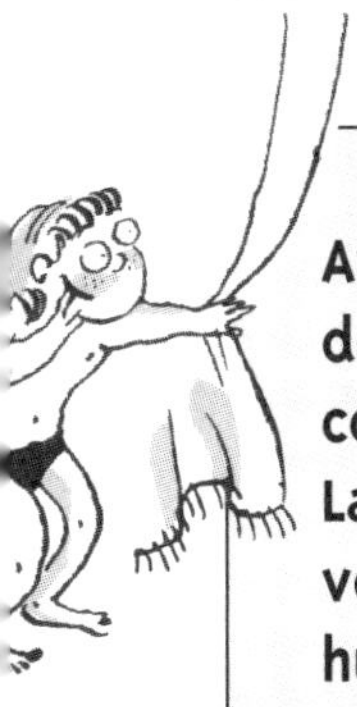

En coulisses

Avec ou sans lunettes, les yeux sont formidables. Sans cesse en mouvement, ils parcourent chaque jour quatre-vingt kilomètres ! La moitié des informations reçues par le cerveau provient d'ailleurs des yeux. Chez les humains, la vue est vraiment le sens dominant.

SUR LE BOUT DE LA LANGUE

« Le comble de la distraction : le matin en se réveillant, ne pas penser à ouvrir les yeux. » Alphonse Allais

Je sens mauvais

Comme tous les humains, tu as ton odeur personnelle. Selon les circonstances, celle-ci peut être plus ou moins forte.

La plupart des gens ont honte des odeurs de leur corps, cela leur semble peut-être trop... animal. Ce qui est drôle, c'est qu'ils masquent leurs odeurs avec des parfums fabriqués à partir d'odeurs d'espèces végétales, mais parfois aussi animales ! On aime l'odeur de nos amis, on déteste celle de nos ennemis ! À moins que ce ne soit l'inverse : on sélectionne nos amis en fonction de leur odeur ! La manière dont nous percevons les odeurs des autres est parfois liée au sentiment qu'ils nous inspirent.

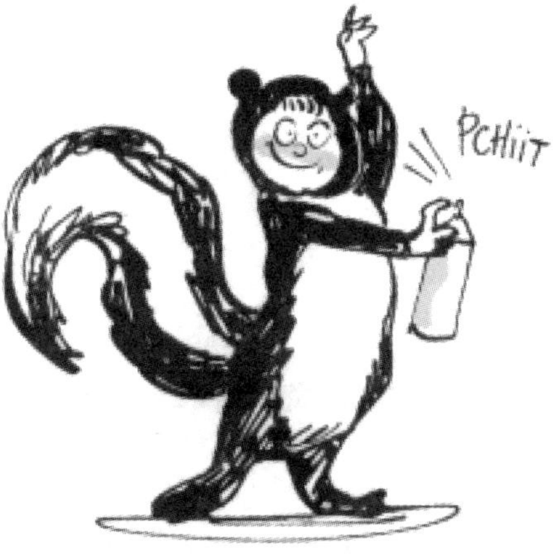

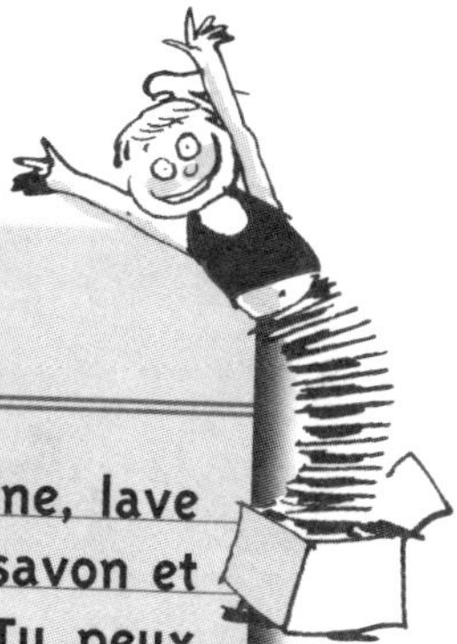

À toi de jouer !

Si l'odeur de ta transpiration te gêne, lave tous les jours tes aisselles avec du savon et utilise un déodorant sans alcool. Tu peux expliquer à tes parents que tu n'es pas trop jeune. Si tu transpires des pieds, lave-les soigneusement, change de chaussettes tous les jours et porte des chaussures aérées.

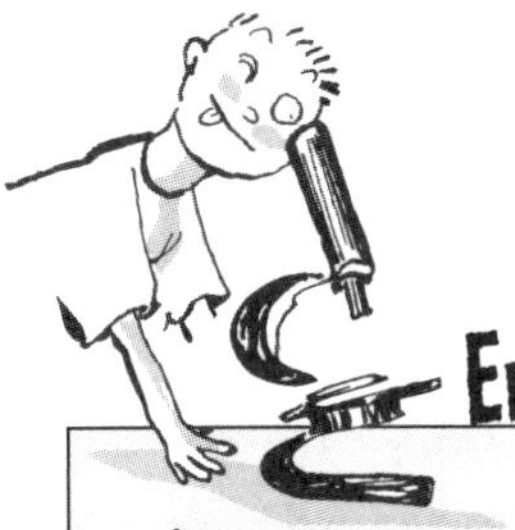

En coulisses

À la puberté, de petites glandes se réveillent dans la peau et produisent des substances odorantes qui parfument le corps. Certains chercheurs pensent que c'est pour attirer l'autre, pour le rendre amoureux... Mais, en même temps, la transpiration prend une odeur qu'elle n'avait pas avant, elle devient un peu aigre, notamment aux aisselles, car il y fait chaud et humide, d'autant plus quand on commence à y avoir des poils.

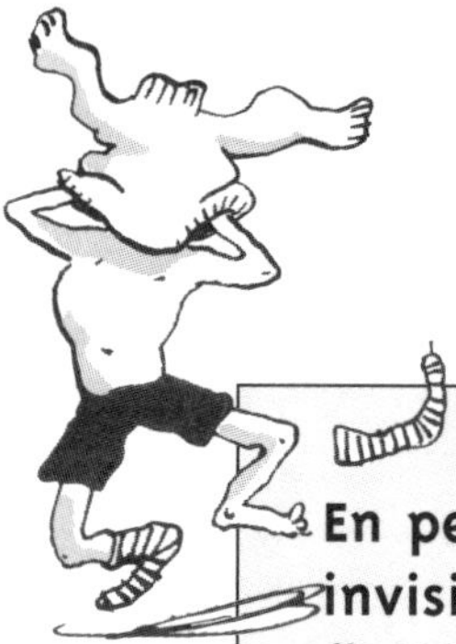

En coulisses

En permanence, de minuscules particules invisibles se détachent de notre corps et flottent dans l'air. Une petite partie se dépose dans le nez des personnes qui nous entourent, qui captent alors notre odeur. De la même façon, chacune de nos narines abrite une dizaine de millions de récepteurs qui récoltent sans arrêt les odeurs des autres. Cette récolte va ensuite se nicher dans une zone précise du cerveau, qui est comme un immense répertoire d'odeurs, et elle y restera toute notre vie. C'est pourquoi l'on est capable de reconnaître des odeurs qu'on a senties des années auparavant.

SUR LE BOUT DE LA LANGUE

« La pire odeur qu'on respire,
c'est de se sentir mauvais. »
Jules Renard

Je ne suis pas musclé(e)

Une partie de ton corps est fortement et naturellement musclée, mais tu ne la vois pas, car elle est dans ton dos. Parfois elle est même si développée qu'elle empêche les muscles à l'avant de ton corps de travailler.

À l'avant du corps, dans la poitrine, le ventre, le devant des cuisses, les muscles sont beaucoup moins nombreux qu'à l'arrière. Et surtout ils sont isolés et solitaires. À l'arrière, c'est bien différent : ils sont tous solidaires et puissants. Les humains ont donc tous un déséquilibre entre l'arrière et l'avant de leur corps. Il faut le savoir si l'on veut se muscler, sinon on va toujours muscler l'arrière, qui risque de devenir trop dur, et jamais l'avant, qui restera mou. Or, pour muscler l'avant, il n'y a qu'une seule solution : étirer l'arrière.

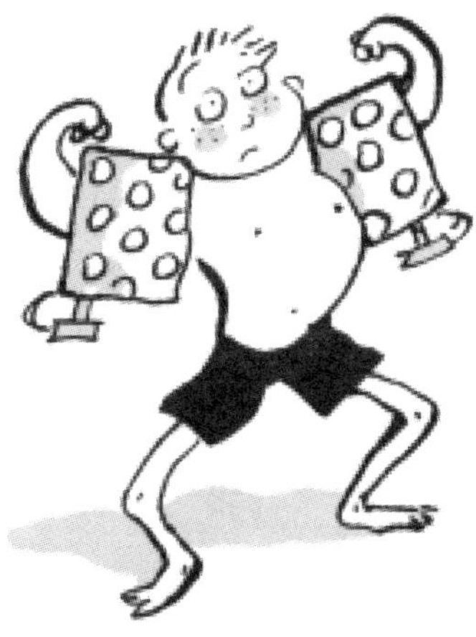

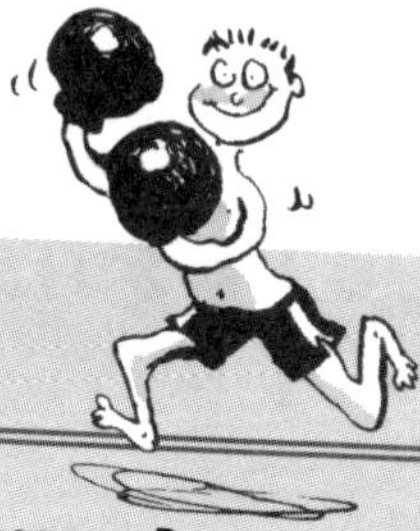

À toi de jouer !

1- Assieds-toi par terre sur tes fesses. Remonte tes genoux, pose tes pieds à plat et réunis-les. Tes genoux et tes cuisses se touchent aussi et, à partir de maintenant, ils ne doivent plus se séparer ! Tes mains reposent mollement sur le sol, les paumes tournées vers le plafond.

2- Essaie de grandir, de dresser ta colonne vertébrale. Impossible ? Tu sens ton dos sans force ? Pourtant il a cette force, mais elle n'est pas disponible. Ses muscles sont trop serrés, trop contractés. Pour tenir dans cette position, il faudrait que les muscles de ton ventre et ceux de l'avant de tes cuisses se contractent fortement. Or ils n'ont pas l'habitude de travailler, et rarement l'occasion, car ton dos veut toujours le faire à leur place…

3- Dans cette position, tu peux essayer de serrer les muscles de ton ventre en soufflant par ta bouche ouverte. Souffle en faisant : « ff ! », trois fois de suite. En même temps, essaie encore de grandir, de dresser ta colonne. Cela marche mieux ?

4- Maintenant relâche tout et repose-toi en te couchant à plat dos. Puis essaie de comprendre ce qui vient de se passer : parce que tu as contracté les muscles de ton ventre, ton dos est arrivé à grandir plus facilement. Autrement dit, les muscles de ton dos se sont étirés, pendant que ceux de ton ventre se contractaient. L'arrière et l'avant de ton corps ont collaboré. C'est la meilleure chose à faire si tu veux te muscler harmonieusement.

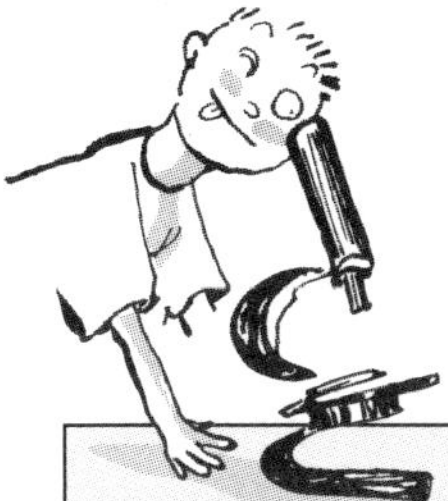

En coulisses

De gros muscles d'haltérophile, ce n'est pas forcément enviable. Si tu pratiques la musculation, avec haltères et appareils à faire du muscle, tu vas te retrouver avec un dos et des épaules tout durs et tout noués et probablement, un jour ou l'autre, tout douloureux. Et tes os, qui sont encore tendres, risquent d'en pâtir : ils ne sont pas faits pour supporter ce type d'effort.

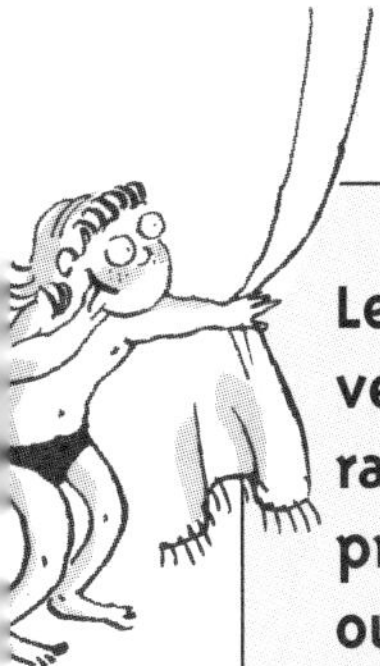

En coulisses

Les animaux n'aiment pas montrer leur ventre, parce qu'ils savent qu'il est vulnérable. Ils préfèrent présenter leur dos. Chez presque toutes les espèces à poils, à plumes ou à écailles, le dos est de couleurs vives et pourvu de décorations, tandis que le ventre est neutre et souvent plus clair.

SUR LE BOUT DE LA LANGUE

« La force réside dans l'absence de crainte, et non dans la quantité de chair et de muscles que nous avons dans notre corps. » Gandhi

Je suis trop raide

C'est humain ! Tout l'arrière de notre corps est fait de muscles qui n'ont qu'une ambition dans la vie : se contracter et se durcir.

Nous avons tous à l'arrière du corps, depuis la base du crâne jusqu'à la plante des pieds..., un tigre ! Pas un vrai, bien sûr, mais quelque chose qui y ressemble fortement : c'est une chaîne de muscles très puissants qui se tient là, dans la nuque, le dos, les fesses, l'arrière des cuisses et des jambes, la plante des pieds. Ces muscles sont reliés les uns aux autres et travaillent tous ensemble. Quand on tourne la tête, les muscles de la nuque bougent et ils en entraînent d'autres avec eux, plus bas dans le dos, parfois même dans les jambes ! Ces muscles sont terriblement costauds et travaillent énormément. C'est bien simple, quand on bouge, ce sont presque toujours eux qui entrent en action. À force, ils se durcissent et se durcissent toujours plus. Voilà pourquoi on se sent raide comme un bâton ! C'est la faute du tigre ! Heureusement, c'est notre fauve, et nous pouvons l'apprivoiser.

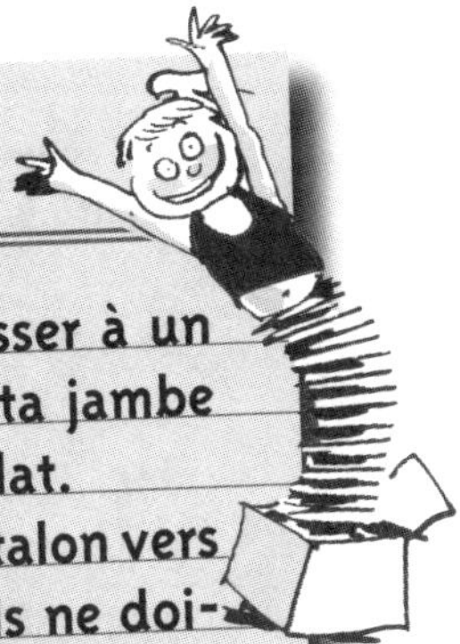

À toi de jouer !

1- Assieds-toi par terre (tu peux t'adosser à un mur). Ta jambe droite est allongée et ta jambe gauche fléchie, ton pied étant posé à plat.
2- Regarde ton pied droit et pousse ton talon vers le mur qui est en face de toi. Tes orteils ne doivent pas se retrousser ni rebiquer vers toi, mais rester dans le prolongement du dessus de ton pied.
3- Relâche ton talon et dirige tes orteils vers le mur d'en face, comme s'ils voulaient se poser par terre. Ta cheville s'allonge.
4- Maintenant relâche tes orteils et, de nouveau, pousse ton talon. Continue comme cela un moment : tantôt tu allonges ta cheville et fais comme si tu voulais poser tes orteils, tantôt tu pousses ton talon. Ne va pas trop vite, prends le temps de souffler longuement par ta bouche ouverte. Au bout de trois minutes, arrête.
5- Allonge ta jambe gauche et compare tes deux jambes : comment se pose ta jambe droite par rapport à l'autre ? N'est-elle pas plus longue ? Plus étalée ? Plus agréable à sentir ?
C'est parce que tu as allongé les muscles de l'arrière de ta jambe droite et qu'ils sont contents ! Ils étaient un peu contractés et, maintenant, ils le sont moins.
6- Fais la même chose avec la jambe gauche.

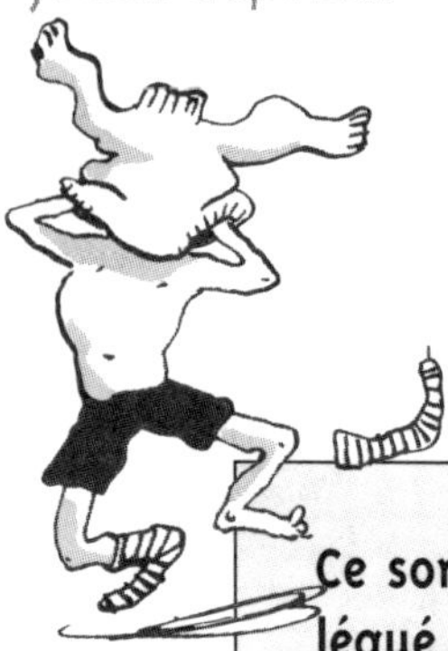

En coulisses

Ce sont nos ancêtres les serpents qui nous ont légué ce drôle de tigre que nous avons dans le dos. Eux n'ont depuis toujours de muscles que sur leur dos, et cela leur suffit. Une belle colonne vertébrale (entre cent trente et quatre cents vertèbres !), des muscles puissants de chaque côté, et les voilà partis pour ramper, grimper, se dresser, s'enrouler. Devant, sur le ventre, ils n'ont que de la peau ! Nous avons, nous les humains, quelques muscles devant, mais notre force se trouve exactement là où celle des serpents se trouve : à l'arrière de notre corps.

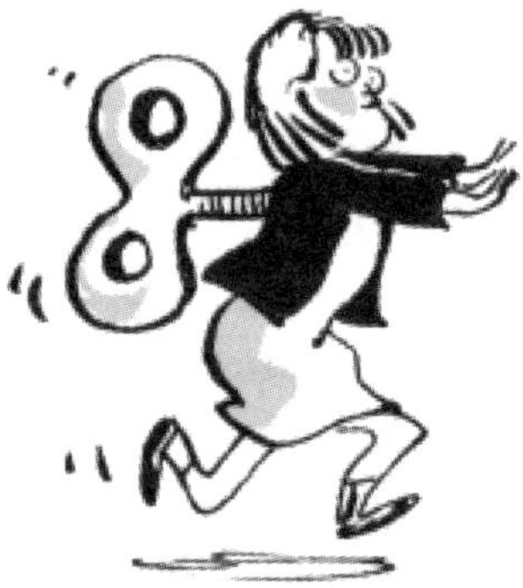

SUR LE BOUT DE LA LANGUE

« Je ne fais jamais d'exercice. Si Dieu avait voulu que l'homme puisse se toucher les pieds, il les lui aurait mis plus haut sur le corps. »
Gene Perret

Je n'ai pas d'équilibre

Marcher droit, tenir en équilibre sur une seule jambe, faire du vélo, c'est tout un travail ! Cela nécessite une bonne collaboration entre tes muscles et ton cerveau.

Lorsque nous étions encore des animaux à quatre pattes, tenir en équilibre n'était pas difficile. Mais maintenant que nous sommes dressés sur nos deux pieds, nos points d'appui sur le sol sont bien réduits.
Lorsqu'on bouge, les choses se compliquent encore plus, car le centre de gravité se déplace à chaque mouvement. Le cerveau passe son temps à envoyer des ordres aux muscles pour leur indiquer ce qu'ils doivent faire afin qu'on ne tombe pas. Heureusement, le corps possède une série de petits capteurs qui tiennent le cerveau informé de notre position dans l'espace. Un certain nombre de ces capteurs se cachent au plus profond de l'oreille : si l'on se penche, ils le savent aussitôt, et si l'on bouge la tête, aussi. D'autres capteurs sont dissimulés dans les muscles du buste, du cou, des membres, des yeux, et surtout des pieds. Ils sont comme un œil tourné vers l'intérieur du corps, qui permet d'ajuster nos mouvements pour que nous ne perdions pas l'équilibre.

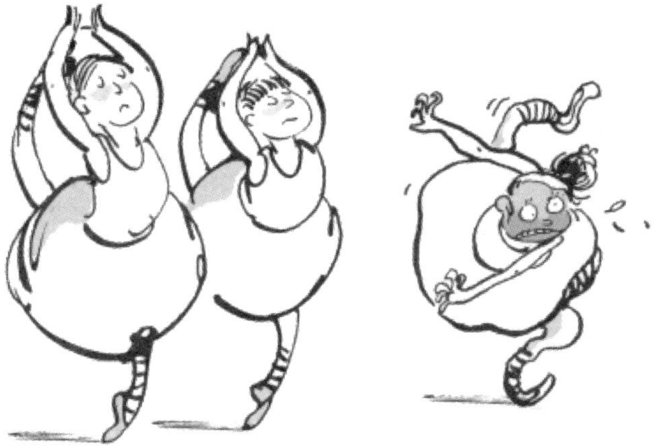

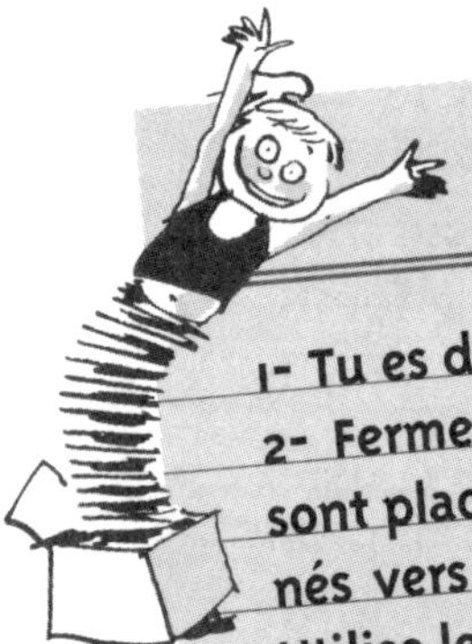

À toi de jouer !

1- Tu es debout, pieds nus et un peu écartés.

2- Ferme les yeux et essaie de savoir comment sont placés tes pieds. Sont-ils parallèles ou tournés vers l'extérieur, comme ceux d'un canard ? Utilise les milliers de terminaisons nerveuses qui sont sous tes plantes de pieds pour le savoir.

3- S'ils sont tournés vers l'extérieur, essaie de les ramener dans leur axe, sans les regarder.

4- Ouvre les yeux et regarde tes pieds. Sont-ils comme tu le pensais ?

5- Recommence de temps en temps cet exercice, tu verras que tu peux développer cette faculté de « voir » avec le dessous de tes pieds.

À toi de jouer ! (suite)

1- Tu es debout, tes pieds sont nus et se touchent.
2- Balance-toi vers l'avant à partir de tes chevilles. Essaie de rester droit(e), comme une longue tige, sans te plier aux des hanches ou aux épaules.
3- Reviens à la verticale. Recommence plusieurs fois de suite.
4- Reprends cet exercice avec les yeux fermés. Ce petit mouvement t'aidera à développer ton sens de l'équilibre.

SUR LE BOUT DE LA LANGUE

« Ce n'est pas du premier coup que l'on trouve son équilibre et la simplicité de la vie. Il y faut de l'entêtement. » Blaise Cendrars

J'ai souvent mal à la nuque

Souvent, c'est parce que les muscles de ta nuque se sont contractés. Tu peux facilement arriver à les délier.

La nuque est une frontière : elle sépare et en même temps réunit la tête et le corps. Elle abrite des nerfs, des vaisseaux et des tuyaux qui transportent le sang, l'influx nerveux, la nourriture et le souffle. C'est pourquoi elle est très protégée et très solide. Sept vertèbres entourées de vingt-deux muscles la constituent. C'est justement à cause de ces muscles si nombreux que la nuque peut faire mal. La peur, le froid, une dispute... et les voilà qui se serrent et se contractent. Parfois ils se raidissent très fort : c'est le torticolis. Ouille ! Cela fait mal...

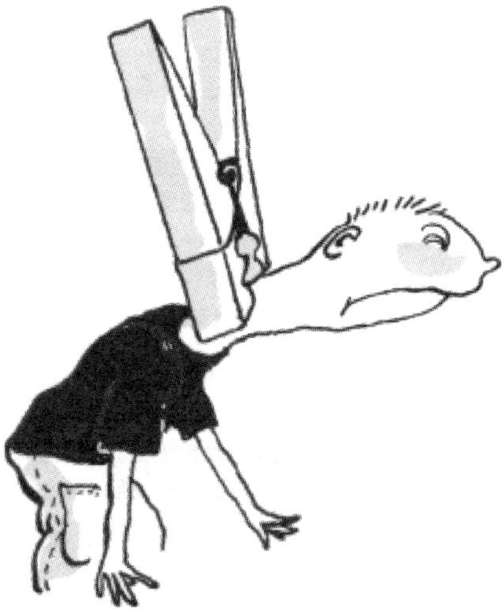

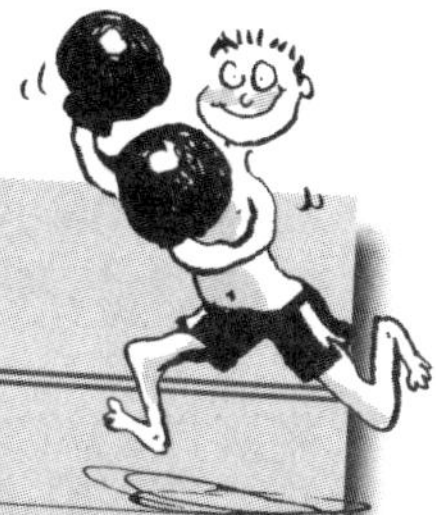

À toi de jouer !

1- Assieds-toi sur un tabouret.
2- Avec ta main, attrape fermement la peau et les muscles qui sont en haut de ta nuque, juste sous ton crâne. Fais attention à ce que ton coude soit dirigé vers l'avant et non vers l'extérieur de ton corps. Garde cette « poignée » un instant et baisse la tête, trois fois de suite, comme pour dire oui.
3- Glisse tes doigts un peu plus bas, attrape une nouvelle poignée de peau et de muscles, et fais encore oui, trois fois de suite. Continue comme cela, jusqu'à arriver en bas de ta nuque. N'oublie pas qu'elle est très longue, puisqu'elle est faite de sept vertèbres alignées les unes au-dessus des autres.
4- Quand tu as fini, essaie de ressentir comment est ta nuque. Tourne-la d'un côté, puis de l'autre, comme pour dire non. Est-elle plus à l'aise ? Plus libre ?

À toi de jouer ! (suite)

Évite de dormir sur le ventre, ce n'est pas bon pour ta nuque. Tu es alors en effet obligé(e) de tourner la tête pour respirer. Ta nuque se trouve tordue et elle déteste cela.

À toi de jouer ! (suite)

Si tu as un torticolis, essaie de dormir sur le dos et évite les gros oreillers.

En coulisses

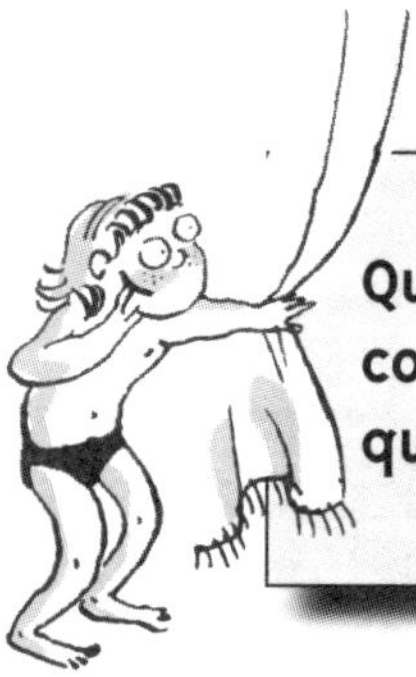

Quelle différence y a-t-il entre la nuque et le cou ? La nuque se trouve à l'arrière, tandis que le cou est à l'avant.

SUR LE BOUT DE LA LANGUE

« Ils étaient quatre qui n'avaient plus de tête, quatre à qui on avait coupé le cou. On les appelait les quatre sans cou. » Robert Desnos

J'ai le hoquet

C'est le muscle qui te sert à respirer qui se contracte d'un coup.

Nous respirons grâce à un large muscle aplati et en forme de coupole qui sépare le thorax de l'abdomen : le diaphragme. Quand nous inspirons, ce muscle s'abaisse pour permettre aux poumons de se remplir d'air. Mais il arrive qu'il s'excite : au lieu de monter et de descendre tranquillement, comme il le fait d'habitude, il se contracte brusquement et involontairement. L'air est alors chassé brutalement des poumons : c'est le hoquet ! En général, cela se produit quand on a un peu trop mangé, bu des boissons gazeuses, ou parce qu'on a avalé de travers. Cela peut aussi arriver à la suite d'une frayeur, car le diaphragme est très sensible aux émotions fortes.

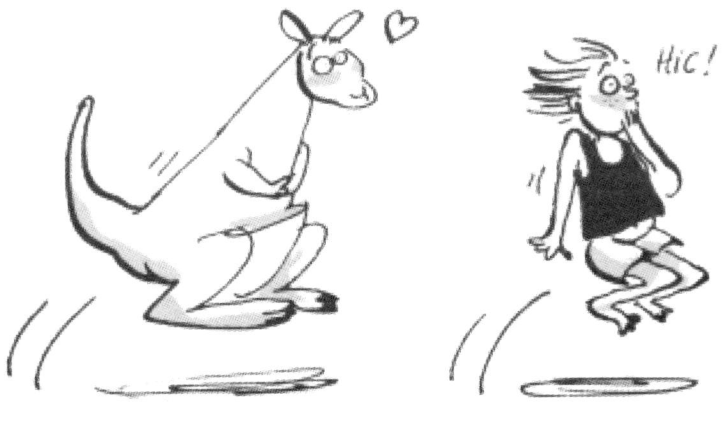

À toi de jouer !

Ton diaphragme est commandé par un nerf, appelé nerf phrénique. C'est son excitation qui produit le hoquet. Tu peux donc faire passer ton hoquet en t'adressant directement à ce nerf qui prend naissance à la base de ton cou, juste au-dessus de la clavicule. Fais glisser tes doigts plusieurs fois au-dessus de cet os horizontal qui sépare ton cou de ton thorax.

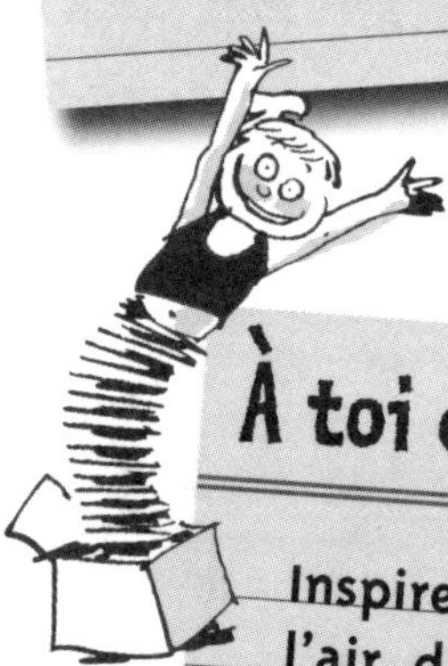

À toi de jouer ! (suite)

Inspire à fond et garde l'air dans tes poumons quelques instants avant de le relâcher.

À toi de jouer ! (suite)

Lève ton bras droit très haut, comme si tu voulais attraper quelque chose sur une étagère. Tu étireras ainsi ton diaphragme, qui finira par renoncer à se contracter.

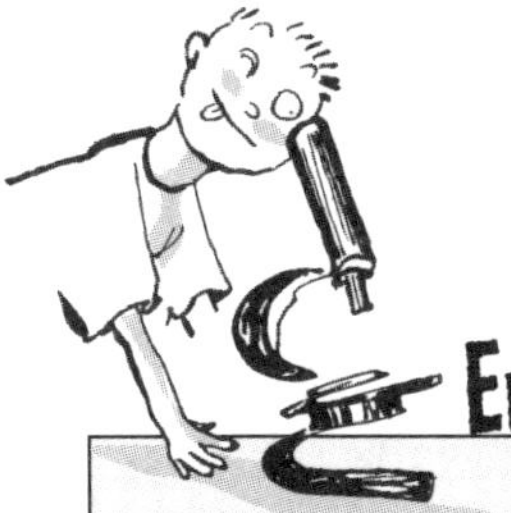

En coulisses

Quand on respire, la glotte, le petit clapet qui ferme le tuyau conduisant l'air de la bouche aux poumons, s'ouvre pour laisser passer l'air. Quand le diaphragme se bloque, la glotte se ferme brutalement. L'air est chassé des poumons, pour être expulsé par la bouche, mais il ne peut plus sortir : c'est alors qu'on fait *hic* !

SUR LE BOUT DE LA LANGUE

« La plupart des remèdes contre le hoquet sont faits pour amuser les autres. » Calvin et Hobbes

J'ai mal au cœur

Tu as trop ou mal mangé ? Ton cœur n'y est pour rien, c'est ton estomac qui se révolte.

Parfois notre estomac ne parvient pas à digérer la nourriture : un aliment contaminé par un microbe, plus assez frais ou qui ne lui convient pas, et c'est l'intoxication ; un repas trop important, et c'est l'indigestion. L'estomac refuse cette nourriture en se contractant anormalement. Parfois il réagit si fort que la nourriture remonte vers le haut, et l'on vomit. Il arrive aussi que ce soit l'intestin qui se contracte pour se débarrasser très vite de la nourriture : cela entraîne la diarrhée.

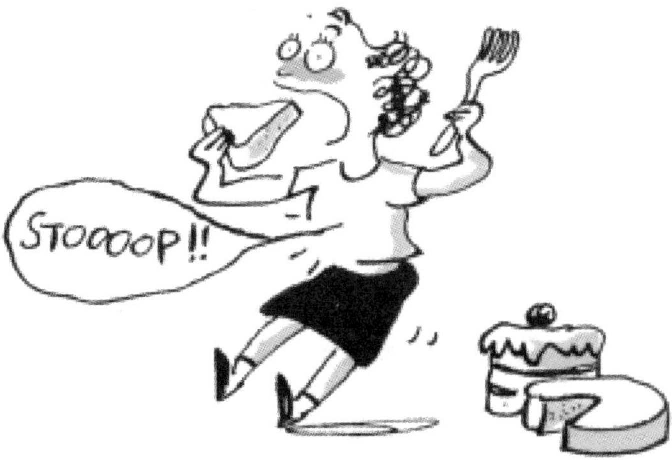

À toi de jouer !

Quand tu manges, pense à mâcher longuement. Tu digéreras mieux, car tu imprégneras tes aliments de salive. Or celle-ci contient des substances qui tuent les microbes, et elle commence à diviser les aliments en fines particules, afin de faciliter le travail de ton estomac.

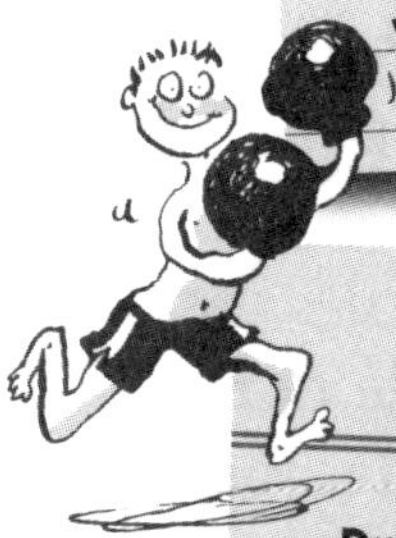

À toi de jouer ! (suite)

Prends ton temps lorsque tu manges. Assieds-toi, regarde et hume ton assiette. Par un phénomène de réflexe, la salive te viendra à la bouche et ton estomac se mettra à sécréter les sucs gastriques indispensables à la digestion. Si tu penses à ce que tu manges, en t'intéressant, par exemple, au goût des aliments, ton corps recevra mieux la nourriture que tu lui donnes.

SUR LE BOUT DE LA LANGUE

« Le cœur n'aime pas voyager, cela lui fait toujours mal. » Jacques Sauriol

J'ai le tournis

Tu viens de danser ou de tournicoter, et tout semble encore bouger autour de toi. C'est ton système de repérage dans l'espace qui est perturbé.

Tout au fond de l'oreille, bien à l'abri dans une petite cavité emplie de liquide, nous possédons de drôles de petits cils. Ce sont des capteurs, dont le rôle est d'informer le cerveau de la position de notre corps dans l'espace et de tous nos mouvements. Quand nous penchons la tête ou sautons en l'air, ces petits cils enregistrent aussitôt la modification de notre position. Mais si nous dansons comme des fous ou si nous montons sur la grande roue, le liquide de notre oreille interne est dans l'état d'une mer démontée par la tempête et les capteurs sont ballottés dans tous les sens. Ils sont incapables de transmettre un message clair à notre cerveau. Résultat : nous ne savons plus où nous sommes ! Nous avons le tournis. Une seule solution : attendre que la tempête se calme.

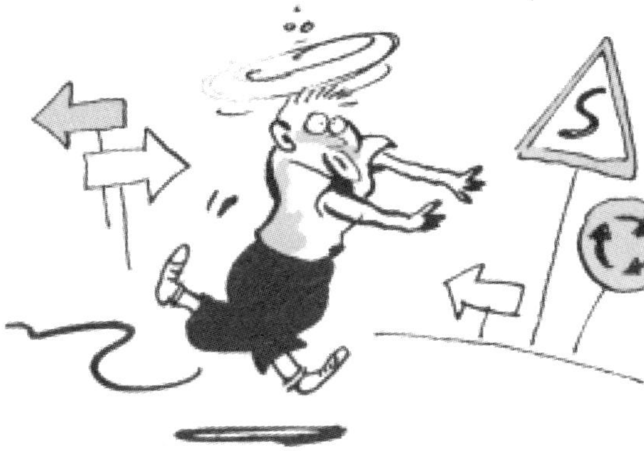

À toi de jouer !

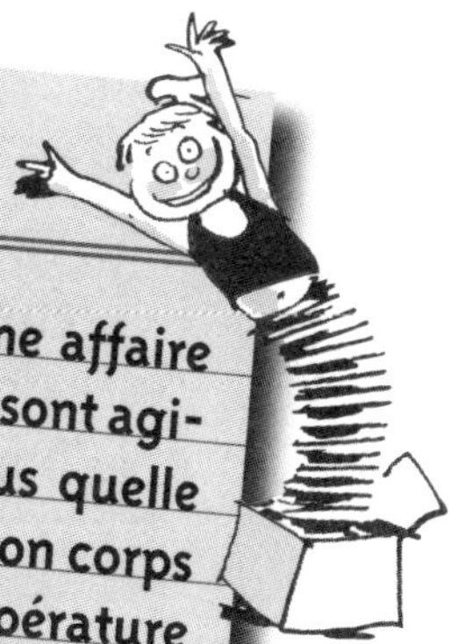

Le mal au cœur en voiture est encore une affaire de tempête dans ton oreille. Tes capteurs sont agités en tous sens, ton cerveau ne sait plus quelle information en tirer. Il est si troublé que ton corps réagit : tu deviens tout(e) pâle, ta température chute et tu as envie de vomir. Que faire ? Fixer la route et regarder les tournants qui s'annoncent, afin que tes yeux informent ton cerveau des changements de cap. Ta vue prendra ainsi le relais de tes autres capteurs, qui sont trop perturbés.

SUR LE BOUT DE LA LANGUE

« Ne vous retournez pas comme ça, à droite et à gauche, vous me donnez le tournis. » Jean-Paul Sartre

J'ai un bleu

Un choc, et te voilà avec un bleu, une bosse ou une écorchure. Pas de panique, ton corps est équipé pour réparer les dégâts.

Sous la peau circulent quantité de petits vaisseaux qui transportent le sang dans l'ensemble du corps. Lorsqu'on tombe ou qu'on se cogne, ces petits vaisseaux sont écrasés et un peu de sang s'en échappe. Il forme alors une nappe qui stagne sous la peau : c'est le bleu. Lorsque le choc a lieu sur la tête ou les jambes, le sang, en se répandant, fait gonfler la peau. Surgit cette fois une boule, chaude et douloureuse : c'est la bosse. Heureusement, rapidement le sang coagule et cesse de couler, les vaisseaux cicatrisent. Le bleu et la bosse mettent quelques jours à disparaître.

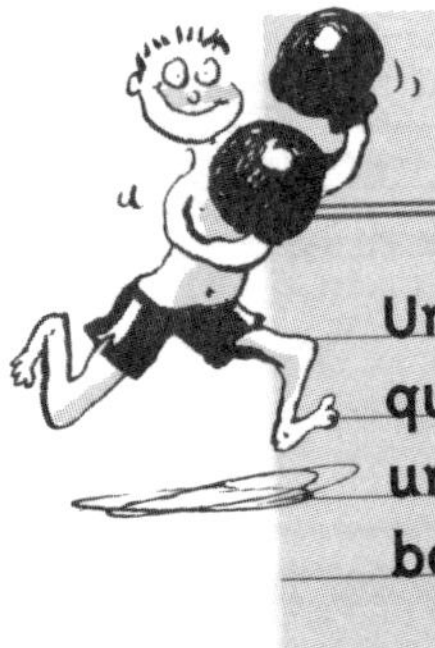

À toi de jouer !

Une compresse d'eau froide ou quelques glaçons enveloppés dans un gant de toilette aideront ta bosse ou ton bleu à disparaître.

À toi de jouer ! (suite)

Si tu t'es écorché(e), il se forme à la surface de ta peau une petite croûte. C'est un pansement naturel, qu'il ne faut surtout pas gratter car il empêche ton sang de couler et les microbes d'entrer dans ton corps.

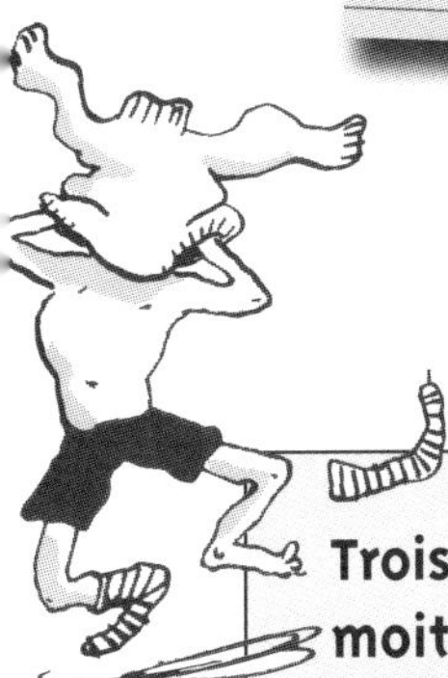

En coulisses

Trois litres de sang circulent dans le corps. La moitié est composée d'un liquide transparent, le plasma, où se promènent d'innombrables substances organiques et minérales. L'autre moitié regroupe des cellules particulières : des globules rouges, des globules blancs et des plaquettes. Les globules rouges transportent l'oxygène à travers le corps, les globules blancs participent à la défense de l'organisme et les plaquettes assurent la cicatrisation des plaies. Ce sont elles qui s'agglutinent pour former une croûte à la surface de la peau.

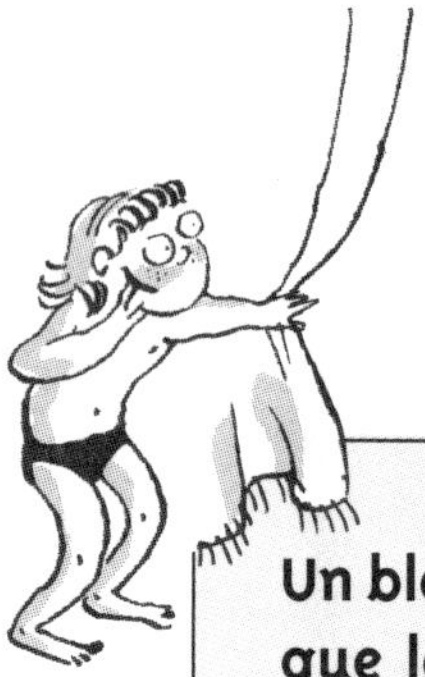

En coulisses

Un bleu commence par être… rouge ! Ce n'est que lentement qu'il passe au bleu, puis au mauve, au vert, et enfin au jaune.

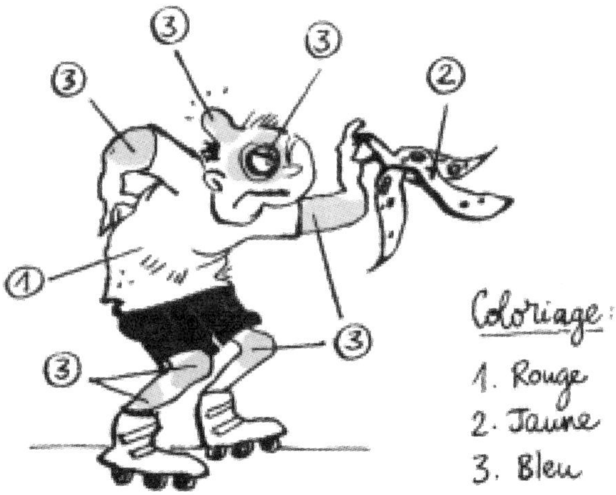

SUR LE BOUT DE LA LANGUE

« Attends d'avoir traversé la rivière pour dire au crocodile qu'il a une bosse sur le nez. »
Proverbe ashanti

Je pète

Tout le monde pète. Quand tu peux te le permettre, n'essaie pas de te retenir.

Quand on mange ou qu'on boit, on avale de l'air, surtout si l'on mange vite et si l'on boit des liquides gazeux. Cet air va dans l'estomac et les intestins. Il rencontre alors d'autres gaz, produits par la fermentation des aliments que l'on a mangés. Chaque jour, sept à dix litres de gaz passent ainsi par les intestins. La plupart sont absorbés par le corps. Mais une partie s'en échappe par l'anus : c'est le pet ! Certains sont très bruyants et plutôt gênants ; d'autres, tout à fait silencieux mais terriblement malodorants. Il vaut toujours mieux, à condition de ne pas franchir la ligne blanche de la bienséance, laisser s'échapper ces gaz. S'ils restent dans les intestins, ils risquent en effet de provoquer des ballonnements douloureux.

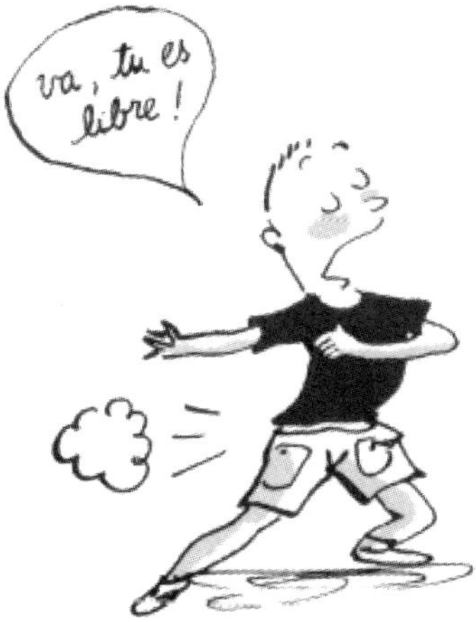

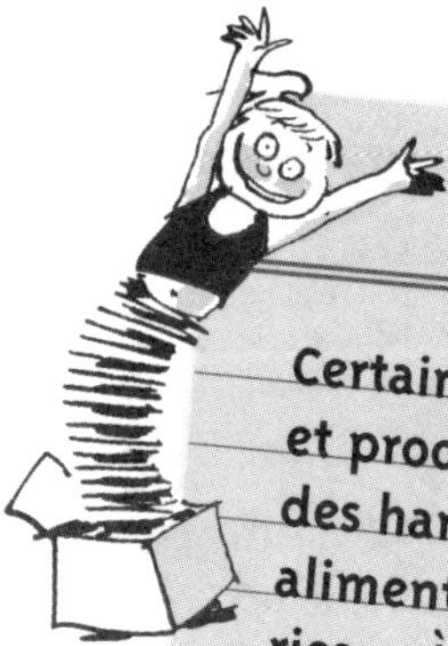

À toi de jouer !

Certains aliments fermentent plus que d'autres et produisent de ce fait plus de gaz. C'est le cas des haricots secs, des choux, des oignons et des aliments sucrés : gâteaux, bonbons, confiseries... À consommer donc avec modération.

Si tu as le ventre gonflé et douloureux, mets une bouillotte tiède dessus.

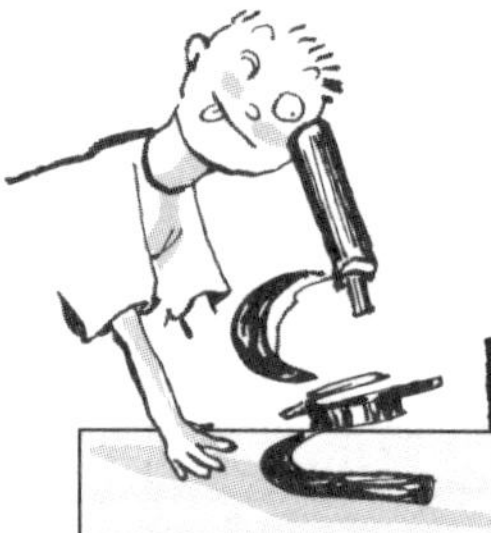

En coulisses

Parfois l'excès de gaz s'échappe par le haut. Il remonte le long de l'œsophage et sort par la bouche : c'est le rot ! Et malheureusement, ce n'est pas non plus très bien vu dans notre culture. Dans d'autres pays, au contraire, roter est signe de politesse.

SUR LE BOUT DE LA LANGUE

« Il vaut mieux péter pour tuer le temps que de médire, de faire des libelles ou de mauvais vers. »
Salvador Dali

Index

Marie Bertherat

enseigne à des groupes comment découvrir, respecter et bien vivre avec son corps. Elle a été formée par sa mère, Thérèse Bertherat conceptrice de l'anti-gymnastique, méthode qui connaît aujourd'hui un immense succès à travers le monde.
Marie Bertherat connaît bien les enfants, pour qui elle a écrit de nombreux livres. Elle leur donne ici des explications et des conseils, et leur propose des mouvements pour les aider à se sentir heureux dans leur corps.

Marie Bertherat a écrit pour les adultes, en collaboration avec sa mère et une sage-femme, un livre sur la grossesse :
À corps consentant, Marie Bertherat, Thérèse Bertherat et Paule Brung, Éditions du Seuil, 1996

Pour en savoir plus sur l'anti-gymnastique :
Le corps a ses raisons, Thérèse Bertherat et Carol Bernstein, Point Seuil, 1976
Les Saisons du corps, Thérèse Bertherat, Albin Michel, 1985
Le Repaire du tigre, Thérèse Bertherat, Éditions du Seuil,1989
Vous pouvez également consulter le site officiel de l'antigymnastique :
www.antigymnastique.com

Dans la même collection

Comment survivre en famille, Catherine Mathelin et Bernadette Costa-Prades, illustré par Pascal Lemaître

Comment survivre à l'école, Roland Beller et Bernadette Costa-Prades, illustré par Jacques Azam

Comment survivre quand on est un garçon, Jacques Arènes et Bernadette Costa-Prades, illustré par Jacques Azam

Comment survivre quand on est une fille, Emmanuelle Rigon et Bernadette Costa-Prades, illustré par Jacques Azam

Notes

Notes

Cet ouvrage a été composé par
I.G.S.-Charente Photogravure à L'isle-d'Espagnac (16)
Imprimé en France par Normandie Roto Impression s.a.s. à Lonrai
N° d'imprimeur : 03-2110 - Dépôt légal : septembre 2003
N° d'édition : 12782